Michael Elies, Annette Kerckhoff

Stress – Naturheilkundliche Selbsthilfe

Was tun bei ...

Stress

Naturheilkundliche Selbsthilfe

Michael Elies,
Annette Kerckhoff

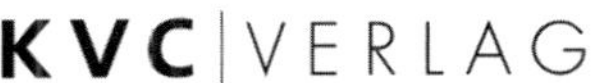

KVC Verlag | NATUR UND MEDIZIN e. V.
Am Deimelsberg 36, 45276 Essen
Tel.: (0201) 56305 70, Fax: (0201) 56305 60
www.kvc-verlag.de

Elies, Michael; Kerckhoff, Annette
Stress – Naturheilkundliche Selbsthilfe

Wichtiger Hinweis: Jede Dosierung oder Applikation erfolgt auf eigene Gefahr des Benutzers. Geschützte Warennamen (Warenzeichen) werden nicht besonders kenntlich gemacht.

ISBN 978-3-96562-067-4

Umschlaggestaltung: eye-d Designbüro, Essen
Druck: Margreff Druck, Essen

Inhalt

Einleitung

Wer kennt ihn nicht – den beruhigenden Ausspruch: „Alles gut, nur keinen Stress!“ Das wünschen wir uns, wenn eine Aktivität ansteht, wenn sich ein Freund bei einer Verabredung verspätet und nun unter Zeitdruck gerät.
„Kein Stress“ bedeutet also offenbar die Abwesenheit von Druck, Überforderung oder Anspannung. Was aber ist Stress genau?
Dieses Büchlein möchte dem Phänomen Stress näherkommen und vor allem Lösungen anbieten, wie man mit Stress – oder besser: mit den stressauslösenden Situationen und Ereignissen (Stressoren) – umgehen lernt.
Die Welt mit ihren vielfältigen Stressreizen können wir nicht ändern, wohl aber unsere eigene Wahrnehmung, Einstellung und unser Verhalten, mit dem „ganz alltäglichen Wahnsinn“ umzugehen. Das ist tatsächlich überlebenswichtig, denn (Dauer-)Stress kann krank machen. Herz-Kreislauferkrankungen wie Bluthochdruck, Herzinfarkt oder Schlaganfall, Reizmagen und Reizdarm, chronische Kopf- und Rückenschmerzen sind nur einige Krankheiten, die stressabhängig sind. Stress verstärkt darüber hinaus

auch gesundheitsschädigendes Verhalten, z. B. Heißhungerattacken auf Süßes, Rauchen, Alkoholgenuss, Bewegungsarmut, sozialen Rückzug. Stress als Merkmal unserer modernen Gesellschaft macht vor allem diejenigen Menschen krank, die nicht in der Lage sind, damit umzugehen. Stressmanagement ist also ein absolut erforderliches Werkzeug, um mit den Belastungen unserer Zeit zurechtzukommen und nicht krank zu werden.
In diesem Ratgeber erhalten Sie zahlreiche ganz konkrete Vorschläge, um im Stress gelassener zu bleiben, entspannter mit Anforderungen umzugehen und Ihr Nervensystem und Ihren Organismus so zu stärken, dass Sie robuster werden. Das Augenmerk liegt auf Naturheilkunde und Homöopathie, weil sie Körper, Seele und Geist als Ganzes oder Einheit betrachten und besonders erfolgreiche Selbsthilfetechniken bereithalten.

* * *

Dieser Ratgeber hat einen Vorgänger in dem Buch *Stress! (K)ein Problem*. Dr. Anna Paul, Ulrich Koch und Nina Riekmann danken wir hier für die Beiträge, Anregungen und beigesteuerten Übungen, die wir auch in das vorliegende Buch aufgenommen haben.

Dr. Julia Siewert aus dem Team der Hochschulambulanz Naturheilkunde der Charité Berlin und Prof. Dr. Walter Bongartz, Universität Konstanz, verdanken wir die Übung „Starke Hände“ auf Seite 43 dieses Buches.
Unser besonderer Dank gilt Maria Frühwald für die sorgfältige redaktionelle Bearbeitung und die vielen inhaltlichen Anregungen.

Kapitel 1: Was ist Stress?

Geschichte der Stressforschung

Betrachtet man die wissenschaftliche Beschäftigung mit Stress, kann man feststellen, dass mit zunehmendem Stressempfinden in der Gesellschaft auch die Menge an wissenschaftlichen Studien und Erkenntnissen gewachsen ist. Dies spiegelt sich zudem im Angebot an diesbezüglichen Kursen wider.
Im Folgenden soll über Meilensteine der Stressforschung das Phänomen Stress beschrieben werden.

Survival of the fittest

In der Umgangssprache ist Stress negativ besetzt. Biologisch betrachtet ist er aber weder positiv noch negativ. Stress beschreibt eigentlich, wie wir auf einen Reiz reagieren, der eine Anpassung erfordert. Stress bedeutet für den Körper zunächst einmal so viel wie: „Hallo! Alarm! Aufwachen! Du musst reagieren, etwas tun!“ Irgendetwas Ungewohntes begegnet uns, ein Geräusch, ein Anblick, ein Bild, eine Nachricht oder eine Information, aber auch eine Äußerung unseres Körpers wie Zahnschmerz oder plötzlicher Stuhldrang mit Bauchkrämpfen. Auf diese veränderte Situation müssen wir eine angemessene Antwort finden. Je schneller, desto besser.

Nicht umsonst ist in der Evolutionslehre von *survival of the fittest* die Rede. Der Ausspruch, der immer wieder Charles Darwin zugeschrieben wird, stammt eigentlich von dem britischen Wissenschaftler Herbert Spencer, der ihn 1864 erstmalig verwendete. Auch wenn sich häufig die Übersetzung „Überleben der Stärksten" findet, ist genau dies *nicht* gemeint, sondern: „Überleben der Angepasstesten" oder „Überleben der Passendsten". Dies bedeutet, dass wir uns immer wieder an die sich verändernde Umgebung und die damit verbundenen Herausforderungen anpassen müssen. Diese Anpassung ist lebensnotwendig.

Fight or flight

1915 beschrieb der amerikanische Physiologe Walter Cannon die Kampf-oder-Flucht-Reaktion (*fight or flight response*) als körperliche Reaktion auf Stressoren. Später in diesem Ratgeber gehen wir genauer darauf ein. Cannon beantwortet damit die Frage, wie wir auf Stress reagieren. Heute übrigens spricht man als weitere mögliche Reaktion von *freeze and fright,* d. h. „einfrieren" in einer bedrohlichen Situation und – häufiger bei Frauen – *tend and befriend,* d. h. Unterstützung anbieten und sich zusammenschließen. Letztlich kann man auch Übersprungshandlungen wie das *fiddle/flirt*-Verhalten bei Hunden (herumalbern, paradoxe Reaktionen) zu den Stressreaktionen zählen.

Hans Selye – Pionier der Stressforschung

Ein Meilenstein in der Stressforschung ist die Arbeit des österreichisch-kanadischen Arztes Hans Selye (1907–1982) und seine 1936 entwickelte Stressdefinition. Selye war ein kreativer und innovativer Wissenschaftler, den man auch als *Einstein of medical research* bezeichnete. Er definierte Stress als „unspezifische, psychische und somatische Reaktion des Körpers auf jegliche Anforderung". Die Anforderungen werden als Stressoren bezeichnet.

Stressoren können ganz einfache physikalische Faktoren wie Lärm, Kälte oder Hitze, biologische Zustände wie Hunger oder Durst sein, aber auch Gefahren, Situationen, in denen eine bestimmte Leistung erbracht werden muss (z. B. Prüfungen) oder Bedrohungssituationen. Sogar das Gefühl der Bedrohung reicht aus, um eine Stressreaktion auszulösen. Man nennt derartige Anforderungen auch „Leistungsstressoren". Sie können mit sehr starken Belastungen einhergehen, insbesondere wenn man sich von den Anforderungen überfordert fühlt.

Ob der Mensch eine Situation oder Anforderung gut oder schlecht erlebt, ist individuell sehr verschieden. Selye betonte, dass Stress nicht etwas ist, was uns zugefügt wird, sondern unsere Reaktion darauf.

Das Transaktionale Stressmodell

1981 wurde von den amerikanischen Psychologen Richard Lazarus und Susan Folkman das „Transaktionale Stressmodell" entwickelt. Die beiden Forscher berücksichtigten nicht nur die physiologische Reaktion auf Stress oder die Stressoren, die zu dieser Reaktion führten, sondern führten eine weitere „Station" in diesem

Prozess ein: die Bewertung. Und zwar die Bewertung des Stressors selbst, aber auch die Bewertung der uns zur Verfügung stehenden Ressourcen.

Als **Ressourcen**, vom lateinischen *resurgere* = hervorquellen, bezeichnet man die vorhandenen eigenen Fähigkeiten, quasi die „Bordmittel“, und die heranziehbaren Unterstützungen, gewissermaßen den Werkzeugkasten.

Mit anderen Worten: Wie schnell der Blutdruck in die Höhe schnellt oder die Nerven blank liegen, hängt sowohl davon ab, wie stark wir eine Situation als bedrohlich empfinden als auch, für wie stark und angemessen wir unsere Ressourcen als Gegengewicht zu den Bedrohungen halten.

Tatsächlich ist das, was wir „Stress“ nennen, oft das Gefühl, nicht genug Ressourcen für eine Anforderung zu haben: Nicht genug Zeit. Nicht genug Energie. Nicht genug Ruhe. Nicht genug Geld. Es lohnt sich also, immer beides – Anforderungen und Ressourcen – genau unter die Lupe zu nehmen.

Das Anforderungs-Ressourcen-Modell

Im sogenannten „Anforderungs-Ressourcen-Modell“ von Peter Becker wird zwischen den externen und den internen Anforderungen unterschieden. Die internen Anforderungen sind dabei die Anforderungen, die wir an uns selber stellen.

> Oft sind es die inneren Anforderungen, die uns quälen und das Gefühl geben, unzulänglich zu sein. Stress pur.

Die Widerstandsfähigkeit stärken

Der Begriff *hardiness* wurde 1979 von der Psychologin Suzanne Kobasa geprägt. *Hardiness* lässt sich als Zähigkeit, Kühnheit oder Mut übersetzen und meint die Widerstandsfähigkeit gegenüber Veränderungen und Belastungen von außen. Gemeint ist eine Eigenschaft, die uns gegen die negativen Wirkungen von Stress – und die gesundheitlichen Folgen – abhärtet. Nach Kobasa entsteht die Widerstandsfähigkeit durch die Auseinandersetzung mit der Umwelt, sie kann also – ein Lichtblick für alle, die schnell unter Stress stehen – auch geübt und trainiert werden.

Dabei lassen sich verschiedene Aspekte dieser Widerstandsfähigkeit unterscheiden:

- **Kontrolle:** Man fühlt sich dem Stress, der Veränderung oder Belastung nicht als Opfer ausgeliefert, sondern dafür verantwortlich, mit dieser Situation umzugehen und auch entsprechende Strategien zu entwickeln. Man nimmt die Dinge selbst in die Hand und möchte den Einfluss, den man selber hat, auch ausüben und nutzen. Man ist bereit und willens, die Angelegenheiten selber zu regeln und sich dafür einzusetzen, statt alles „über sich ergehen zu lassen". Kontrolle bedeutet jedoch auch, dass man in etwa versteht, warum eine Veränderung erfolgt.
- **Engagement:** Man bringt sich ein, auch emotional, man ist neugierig und hat Freude daran, sich anderen anzunähern. Das Gegenteil wäre, dass man – beispielsweise im Beruf – jeden Kollegen als potenziellen Feind betrachtet.
- **Herausforderung:** Man betrachtet die Veränderungen, die das Leben mit sich bringt, als Möglichkeit zur Weiterentwicklung und als Herausforderung.

Kurz gesagt: Es ist leichter, mit Stressoren umzugehen – und besser für unsere Gesundheit –, wenn wir uns anderen und uns selbst gegenüber verantwortlich fühlen und Herausforderungen annehmen.

Das Salutogenese-Konzept

Der israelisch-amerikanische Medizinsoziologe Aaron Antonovsky (1923–1994) hat sich intensiv damit befasst, was Menschen gesund hält. Ausgangspunkt seiner Forschung waren Frauen in Israel, die den Holocaust trotz traumatischer Erlebnisse seelisch und körperlich gut überstanden hatten. Antonovsky fragte: Welche Eigenschaft dieser Frauen befähigt sie, in Stresssituationen ihre Widerstandsfähigkeit zu mobilisieren, sich mit dem Stressor auseinanderzusetzen, Ressourcen zur Bewältigung zu mobilisieren und flexibel mit einer Veränderung, einer Belastung umzugehen?
Dabei verwendet Antonovsky in seinem Konzept der Salutogenese das Bild, im „Fluss des Lebens“ zu schwimmen. Der Fluss fließt einmal gleichmäßig, dann wieder ist er voller Strudel und Gefahrenquellen. Welche Eigenschaft ist es, die uns zu einem guten Schwimmer macht?

Um diese Frage zu beantworten, führt Antonovsky einen neuen Begriff ein: den *sence of coherence*, übersetzt: Kohärenzgefühl. Dabei handelt es sich um eine Orientierung, ein Lebensgefühl, eine innere Einstellung. Sie ist durch folgende Eigenschaften geprägt:

- **Verstehbarkeit** (*comprehensibility*): Wir haben ein Gefühl des Vertrauens, dass die Stressoren verstehbar oder erklärbar sind. Dies bedeutet, dass Stressoren uns nicht „umhauen" oder völlig unerwartet auftauchen, sondern dass wir verstehen, warum wir mit diesem Stressor konfrontiert sind. Ein Beispiel: Wer seinen Job verliert und sich zuvor über Arbeitsmarktentwicklung, Konjunktur etc. informiert hat, wird wahrscheinlich nicht so überrumpelt sein, wie jemand, der sich überhaupt nicht für diese Dinge interessiert.
- **Handhabbarkeit** (*manageability*): Wir haben ein Gefühl des Vertrauens, dass uns die Ressourcen zur Verfügung stehen, um den Anforderungen, die diese Stimuli stellen, zu begegnen. Wir haben eine innere Haltung: „Das schaffe ich schon irgendwie!"

- **Sinnhaftigkeit** (*meaningfullness*): Wir haben ein Gefühl des Vertrauens, dass diese Anforderungen Herausforderungen sind, die Anstrengung und Engagement lohnen. Wir empfinden die Stressoren, die Veränderungen in gewisser Weise als bedeutsam und haben eine innere Haltung: Wer weiß, wofür das gut ist. Ich sehe es mal positiv!

Das Diathese-Stress-Modell

Das Diathese-Stress-Modell wird in der klinischen Psychologie (Gesundheitspsychologie) auch als Vulnerabilitäts-Stress-Modell bezeichnet und versteht sich als ein integratives Konzept: Es kombiniert biologische Gegebenheiten, psychologische Faktoren und Umwelteinflüsse und betont die Bedeutung der Wechselwirkung von Stress und Krankheitsneigung (Diathese). Entscheidend ist die individuelle Vulnerabilität (Verletzlichkeit). Diese ist vergleichbar einem gefüllten Wasserfass, bei dem der Wasserstand darüber entscheidet, ob der berühmte Tropfen das Fass zum Überlaufen bringt.
Dieser Ansatz kommt der Naturheilkunde nahe: In der klassischen europäischen Naturheilkunde

mit der Konstitutionslehre gibt es ein Modell aus Konstitution (Summe der ererbten und erworbenen Eigenschaften), Disposition (Neigung zu bestimmten Krankheiten) und Diathese (Krankheitsanfälligkeit). Therapeutisch werden dann konstitutionsstärkende Maßnahmen (Ernährung, Bewegung, Ordnung) und im Krankheitsfall sogenannte Umstimmungsverfahren angewandt. Zu letzteren zählen aufgrund ihres Wirkprinzips Reiz-Regulationsverfahren wie die Kneipp-Therapie (Kälte-/ Wärmeanwendung) oder Akupunktur/ Akupressur. Auch die Arzneimittel der besonderen Therapierichtungen (Phytotherapie, Homöopathie und anthroposophisch erweiterte Medizin) können nach diesen Kriterien angewandt werden. All diese Verfahren werden auch unter dem Begriff Komplementärmedizin zusammengefasst.

Die biologische Stressreaktion

Der menschliche Körper verfügt seit Urzeiten über ganz bestimmte Mechanismen, Programme oder Verhaltensmuster, mit denen er auf Gefahren von außen reagiert. Diese laufen quasi automatisch ab – wie das Schlagwerk einer Uhr, wenn der große Zeiger auf der 12 angekommen ist.
Man unterscheidet hier drei Phasen: Alarm, Handlung und Entspannung.

Phase 1: Alarm!

In der Alarmphase wird ein Teil des vegetativen (unwillkürlichen) Nervensystems aktiviert, in den Nebennieren kommt es zur Ausschüttung der „Stresshormone" Adrenalin, Noradrenalin und Cortisol. Dieser Teil des unwillkürlichen Nervensystems, der – vereinfacht gesagt – für die Reaktion auf Stressreize zuständig ist, heißt Sympathikus. Tritt der Sympathikus in Aktion, so werden wir auf eine Situation vorbereitet, in der wir schnell handeln können: Der Herzschlag (Puls) wird beschleunigt, der Blutdruck steigt. Das Blut wird in die Skelettmuskulatur, in Herz und Lunge gepumpt, die Skelettmuskulatur spannt sich an, Energie wird bereitgestellt. Kurzum: Unser Körper wird in die Lage versetzt, etwas so zu tun, wie dies für unsere Vorfahren in herausfordernden Situationen notwendig war: zu jagen, zu kämpfen oder davonzulaufen. An Verdauung, Schlaf, Erholung ist in diesem Augenblick nicht zu denken.

Diese Phase erleben wir besonders prägnant, wenn wir etwas zum ersten Mal machen: der erste Schultag, das erste Rendezvous, der erste Arbeitstag in einem neuen Job usw. Hier mischen sich Erregung und höchste Konzentration mit Furcht und Versagensängsten.

Man sieht: Stress muss nichts Schlimmes sein, er bringt uns zu Höchstleistungen, fordert uns heraus.

Aber auch Alltagssituationen können wir als „stressig“ empfinden. Das Warten in der Einkaufsschlange, der morgendliche Stau im Berufsverkehr – die Alarmreaktion des Körpers ist (dummerweise) die gleiche, wie bei einem Fluss, der aus verschiedenen Quellen, Nebenflüssen und vielleicht Abflüssen von Staudämmen gespeist wird und bei dem sich als Resultat eines (plötzlich) stark vermehrten Zulaufs zur Mündung hin der Wasserspiegel erhöht, was im schlimmsten Fall zu einer Überschwemmung führt.

Phase 2: Handlung – Reaktion

Die zweite Phase der Stressreaktion ist die Handlungsphase. Jetzt geht es darum, die Situation durch eine angemessene Reaktion unter Verbrauch der bereitgestellten Energien zu bewältigen.
Unsere Vorfahren mussten bzw. konnten diese Situation der Anspannung körperlich ausleben: Sie sind davongelaufen, auf einen Baum geklettert oder haben gekämpft. Heutzutage müssen wir in der Regel andere Wege suchen, in Stresssituationen die reichlich bereitgestellte Energie zu verbrauchen, uns buchstäblich abzureagieren.

Phase 3: Entspannung – Erholung

Wenn die Situation überstanden ist, wenn die Gefahr gebannt, das Wild erlegt, der Säbelzahntiger in die Flucht geschlagen wurde oder man sich selbst erfolgreich in Sicherheit gebracht hat, wenn sich also der Organismus „abreagiert“ hat, dann kann Entspannung eintreten und damit Phase 3 der Stressreaktion: die Erholungsphase. Der Blutdruck sinkt wieder, der Herzschlag beruhigt sich, die Verdauungsorgane kehren zur normalen Tätigkeit zurück. Nun heißt es, auszuruhen und zu regenerieren, die Energiespeicher wieder aufzufüllen.

Die richtige, gesunde Mischung

Aus biologischer Sicht ist demnach die ideale Lebensführung wie folgt: Von Zeit zu Zeit gibt es einen Stressreiz, eine Anforderung. Man ist ausgeruht und reagiert angemessen und erfolgreich, wobei auch die aufgebaute körperliche Anspannung abgebaut werden kann. Ist die Situation bewerkstelligt, folgt eine ausreichend lange Erholung, bevor der nächste Stressreiz, die nächste Anforderung gestellt wird.

Leider entspricht unser Alltag diesem Ideal nur sehr selten, und wir sind gezwungen, Kompromisse einzugehen.

> Wir sollten dabei immer im Sinn haben, dass die Balance zwischen Anforderungen und Erholung, zwischen Belastung und Regeneration, die Voraussetzung für Gesundheit und Langlebigkeit ist.

Kapitel 2: Wie äußert sich Stress?

Ein kurzer Selbsttest: Wie gestresst bin ich?

Wie fühlen Sie sich gerade?
Auf einer Skala von 1 (unterirdisch schlecht) bis 10 (super, was kostet die Welt): Wie leistungsfähig schätzen Sie sich aktuell ein?
Hatten Sie in den letzten 24 Stunden Stress? Nein? Dann sind Sie zu beglückwünschen. Wenn ja, wie oft?
Versuchen Sie, einen Moment innezuhalten und in sich hineinzufühlen: Hat der Stress etwas mit Ihnen gemacht? Was? Nichts? Auch dann sind Sie zu beglückwünschen.
Wenn Sie eine Reaktion auf den Stress gespürt haben, können Sie diese mit den folgenden zehn Fragen abgleichen. Wenn Sie mehrere Fragen mit ja beantworten, haben Sie in Ihrem Alltag aktuell vermutlich zu viel Stress und Belastung. Auf Dauer sind dann Gesundheitsstörungen nicht ausgeschlossen!

1. Sind Sie oft abgelenkt und zerstreut?
2. Reagieren Sie auf Kleinigkeiten ungeduldig und gereizt?
3. Fühlen Sie sich so, als würden Sie allem hinterherlaufen und nie ankommen?
4. Fällt es Ihnen schwer, etwas ruhig anzugehen, auch wenn Sie eigentlich genug Zeit haben?
5. Denken Sie oft an das, was noch ansteht und unerledigt ist?
6. Vergessen Sie häufiger das Mittagessen?
7. Fühlen Sie sich häufig unausgeruht und erschöpft – auch am Morgen?
8. Wachen Sie oft nachts auf und grübeln über alles Mögliche nach?
9. Können Sie sich nicht gut entspannen, auch wenn die Entspannung angeleitet wird?
10. Lenken Sie sich in Ihrer Freizeit eher ab, z. B. durch Fernsehen, als sich zu entspannen?

Einen sehr guten Test zur Einschätzung des persönlichen Stresslevels gibt es im Internet unter https://dasperspektivenwerk.de/stress-test/
Wenn Sie sich in vielen Fragen wiederfinden, dann war der Kauf dieses Ratgebers schon ein erster Schritt in die richtige Richtung.

Symptome von Stress

Wenn wir Stress ausgesetzt sind, geht der Blutdruck in die Höhe, der Puls steigt, wir stehen in den Startlöchern, um sofort und unmittelbar körperlich reagieren zu können – so wie vor Tausenden von Jahren. Je nach Intensität und Dauer des Stresserlebens kommen folgende Symptome dazu: kalt-schwitzige Hände, verspannte Schulter-, Rücken- und Kiefermuskeln, Muskelkrämpfe, Kopfschmerzen, ein trockener Mund. Die Stimme wird lauter, schneller und höher. Ein Druckgefühl in der Brust, Magenschmerzen, sexuelle Probleme, Hautbeschwerden, Gewichtsveränderungen, Schlafstörungen, Verdauungsbeschwerden kommen dazu. Wie soll man auch in Ruhe verdauen, wenn um die Ecke Gefahr lauert. Wie kann man ein Auge zumachen, wenn einem die nächste Geschäftsbilanz den Schlaf raubt.

Geistige Stresssymptome äußern sich in Konzentrationsstörungen, Wahrnehmungsstörungen, Denkblockaden, Kurzschlussreaktionen. Es fällt uns schwer, Prioritäten zu setzen und Entscheidungen zu fällen. Wir sind reizbar, hektisch und unruhig, greifen vermehrt zu Suchtmitteln (Alkohol, Nikotin, Medikamente).

Konstitution: Dünne und dicke Haut

Wir Menschen kommen mit unterschiedlichen Veranlagungen auf die Welt. Die Naturheilkunde hat die damit einhergehende individuelle psychische und körperliche Belastbarkeit besonders im Blick. Viele traditionelle Medizinsysteme betonen die Konstitution eines Menschen im Umgang mit Stress: In der tibetischen, indischen oder chinesischen Medizin sind die Therapiekonzepte immer auf die Kräfte des Patienten zugeschnitten.

In der Homöopathie gibt es mit den Arzneimittelbildern sogar eine Systematik regelrechter Konstitutionsmittel – Arzneien, die die Persönlichkeit, den Körperbau, die Reaktionsmuster, Vorlieben und Abneigungen des Einzelnen reflektieren. Die Gabe des entsprechenden Konstitutionsmittels kann dann den ganzen Menschen stabilisieren. Beispielhaft sei Argentum nitricum genannt. In den Symptomen des Arzneimittelbildes (s. Kasten) werden sich wohl die meisten stressgeplagten Menschen zumindest teilweise wiedererkennen. Argentum nitricum ist insofern ein sehr häufig verordnetes Akutmittel. Man spricht hier von einer „bewährten Indikation", bei der nur wenige Symptome den Weg zum Mittel weisen. Bei großer Stressempfindlichkeit kann es lohnend sein, einen homöopathisch arbeitenden Therapeuten aufzusuchen.

Argentum nitricum

- Immer in Eile, immer zu spät
- Bedenkenträger (hat Einwände gegen jeden Vorschlag)
- Lampenfieber, Gefühl der Hilfslosigkeit, Einschlafstörungen, Gedankenkarussell
- Schlimmer vor wichtigen Ereignissen, Prüfungen, Entscheidungen
- Benommenheit beim Schreiben, schlimmer im warmen Raum, durch Kaffee
- Wünscht sich Anerkennung für die Arbeit
- Schwäche mit Zittern, besonders vormittags gegen 11 Uhr
- Kopfschmerz und Schwindel durch Kaffee
- Herzklopfen durch schwarzen Tee
- Verlangen nach Chips und Flips, Limonaden, Schokolade (fett, salzig und süß)
- Dünner Stuhl/ Durchfall vor wichtigen Terminen
- Kalter Schweiß bei Angst/ Schreck, im Gesicht, an den Handflächen
- Besser durch Kaltwasser-Anwendungen

Bewährte Potenzstufe: D12

Dosierung: 2 x tgl. 3 Globuli über 3 Wochen, dann 1 Woche Pause, ggf. 2 weitere Zyklen

Dauerstress und Burnout

Auch die beste Konstitution geht irgendwann in die Knie, wenn Stress der Regelzustand und nicht die Ausnahme im Leben ist.

Anders als unsere Vorfahren können wir nämlich in einer Belastungssituation die aufgestauten körperlichen Energien zumeist nicht unmittelbar abreagieren. Anders als unsere Vorfahren können wir uns heute zudem nicht ausreichend erholen, weil der nächste Reiz, die nächste Information oder Aufgabe uns von neuem in Aufruhr bringen.

Damit nicht genug. Es gibt heute immer mehr Stressreize (Stressoren). An unserem armen Nervenkostüm wird ständig herumgezupft, wir sind regelrecht umzingelt von stressauslösenden Momenten. Diese vielen Reize – Nachrichten, Bilder, Geräusche, Aufgaben – führen zu einer „Reizüberflutung“, zu einer ständigen Reizung des Nervensystems und damit zu einer Dauerbelastung.

Irgendwann kann man sogar in Ruhephasen nicht mehr „abschalten“. Dies ist auf Dauer nicht „durchzuhalten“ und erst recht nicht gesund. Es kommt zu einem Zustand der Erschöpfung, im

Extremfall sprechen wir vom „Burnout“, dem „Ausgebranntsein“. Wir sind blass und müde, leiden unter Schlaf- oder Verdauungsstörungen und Kopfschmerzen. Alles ist zu viel – das zeigt auch die Körperhaltung. Wir sind antriebslos, unsicher, gleichgültig und unzufrieden. Sozialer Kontakt wird als Belastung, als schier unerfüllbare Anforderung empfunden. Wir ziehen uns zurück.

Kapitel 3: Was löst Stress aus?

Im bisherigen Text haben wir uns mit den Reaktionen des Menschen auf einen Stressreiz befasst. Betrachten wir nun die Stressreize, die Stressoren etwas näher.

Die Stressskala

Eine von Holmes und Rahe (University of Washington) für wissenschaftliche Zwecke entwickelte Stressskala listet insgesamt 43 Stressmomente und -ereignisse auf und gewichtet sie. Die folgende Tabelle zeigt eine Auswahl. Je höher die Punktezahl, desto stressvoller das Ereignis. Der Tod eines Ehepartners oder Kindes etwa wird mit 100 von 100 Punkten angegeben, ein Unfall oder Krankheit mit 53 Punkten, und Probleme in der Arbeit schlagen mit 23 Punkten zu Buche.

Ereignis	**Punkte**
Tod eines Kindes oder Ehepartners	100
Scheidung	73
Gefängnisstrafe	63
Tod eines engen Familienmitgliedes	63

Ereignis	Punkte
Unfall oder Krankheit	53
Heirat	50
Arbeitslosigkeit	47
Tod eines Freundes	37
Hohe Schulden	31
Auszug der Kinder	29
Korrektur von Gewohnheiten	24
Probleme in der Arbeit	23
Wohnungswechsel	20
Urlaubsreise	13
Weihnachten	12

Vielleicht ist Ihnen in der Tabelle aufgefallen, dass auch eigentlich schöne Ereignisse wie Urlaubsreisen (13 Punkte) oder Feste (Hochzeit 50 Punkte, Weihnachten 12 Punkte) ein gehöriges Stresspotential haben. Und ja, auch die Änderung von Gewohnheiten (24 Punkte), Lebensstil oder Ernährung ist keine stressfreie Anforderung, sollte also gut geplant sein, um nicht als Tropfen zu wirken, der das gut gefüllte Stressfass zum Überlaufen bringt!

Früher sprach man von „Disstress“ als „schlechtem“ Stress und von „Eustress“ als „gutem“ Stress. Heute ist diese Unterscheidung nicht mehr üblich. Denn egal, ob wir „guten“ oder „schlechten“ Stress erleben, entscheidend ist, dass nach der Alarmphase eine Handlung bzw. ein angemessener körperlicher Ausgleich und danach eine Regenerationsphase kommen. Sonst können auch erfreuliche Herausforderungen, neue Aufgaben und fröhliche Ereignisse zu gesundheitlichen Problemen und Erschöpfung führen.

Innere und äußere Stressoren

Grundsätzlich kann man Stressreize in innere und äußere Stressoren unterteilen.

Zu den **inneren Stressoren** zählen Defizite wie Hunger, Durst oder Schlafmangel, aber auch hormonelle Verschiebungen (Pubertät, Schwangerschaft/ Geburt, Wechseljahre). In den letzten Jahren richtet sich das Augenmerk der Wissenschaft auf chronische Entzündungen im Körper (z. B. Nasennebenhöhlen, Zähne, Lunge, Darm, Autoimmunerkrankungen) als bedeutsame innere Stressoren.

Die Naturheilkunde kennt in diesem Zusammenhang das Problemfeld Herd-/ Störfeldgeschehen, wobei krankhafte Veränderungen im weichen Bindegewebe (Narben nach Operationen oder Verletzungen, lokale Entzündungen z. B. nach zahnärztlichen Maßnahmen) das vegetative Nervensystem ständig irritieren.

Weiterhin gehören auch negative Glaubenssätze, Ängste und Sorgen zu den inneren Stressoren mit großem Krankheitspotential: die Angst vor der Zukunft, die Angst um die Gesundheit, die Angst vor Armut, die Angst um Familienangehörige und Kinder, aber auch die

Angst, den Anforderungen im Beruf oder im Privatleben nicht gewachsen zu sein, es nicht „zu schaffen". Diese Ängste sind durchaus nachvollziehbar. Die Anforderungen im Beruf sind heute deutlich höher als früher, es wird mehr Einsatz, mehr Mobilität, mehr Flexibilität erwartet, bei gleichzeitiger Unsicherheit der Berufsaussichten.

An dieser Stelle kommt es häufig zur Wechselwirkung mit und Verstärkung durch **äußere Stressoren**: soziale Anforderungen (Status in Familie und Freundeskreis, am Arbeitsplatz), aber auch schon die „banalen" Hindernisse im Alltag können je nach Tagesform eine Stressreaktion auslösen. Daneben gehören Wettergeschehnisse, Lärm, Umweltbelastungen (Luft-, Lichtverschmutzung, Schadstoffe), Zeitverschiebungen (Jetlag, Sommer-/Winterzeit), Elektrosmog (Fernseher, Computer, Handy, schnurlose Telefone) und nicht zu vergessen das ständig vorhandene Angebot an Ablenkungen zu den äußeren Stressoren, denen wir uns kaum entziehen können.

Unsere innere Einstellung

Stellen Sie sich folgende Situation vor: Es ist Montagmorgen, Sie haben verschlafen. Auf dem Weg ins Büro gab es einen Stau, so dass Sie nun verspätet am Arbeitsplatz sind. Ihr elektronisches Postfach quillt über, der Anrufbeantworter auf dem Schreibtisch blinkt. Ihr Chef hat eine Nachricht hinterlassen und bittet Sie, umgehend in sein Büro zu kommen. Wie man auf diese Situation reagiert, kann sehr unterschiedlich sein. Ist man eher besorgt und ängstlich, so wird man vermutlich denken: „Jetzt komme ich einmal zu spät und gleich hat es der Chef mitbekommen. Sicher denkt er jetzt, dass ich immer erst um zehn nach neun komme. Was er wohl von mir will? Er ruft mich doch sonst nie zu sich.“ Der Stress, die innere Aufregung und Anspannung sind vorprogrammiert. Und wie das Gespräch mit dem Chef abläuft, können Sie sich sicher ausmalen.

Ganz anders jemand, der die Situation eher nüchtern sieht: „Pech, dass ich nicht da war. Mal sehen, was der Chef von mir will.“ Noch anders jemand, der grundsätzlich positiv gestimmt ist und vielleicht denkt: „Super! Der Chef will mich sprechen. Neue Aufgabe? Beförderung? Auf jeden Fall eine prima Chance, mich ihm ins Bewusstsein zu bringen."

Sie sehen: Die drei **Gedankenmuster** variieren extrem und unterstreichen die Bedeutung der Bewertung von Stressoren dafür, ob tatsächlich eine Stressreaktion erfolgt. Die Wissenschaft misst diesem Aspekt im Umgang mit Stressoren einen außerordentlich hohen Stellenwert bei. Bereits 1991 stellte der Psychologe Richard Lazarus (1922–2002) fest:

> „Stress wird weniger durch die äußere Situation und ihre Anforderungen erzeugt als vielmehr dadurch, wie wir diese Anforderungen interpretieren und welche Bewältigungsstrategien wir einsetzen."

Je mehr Stressoren zeitnah auftreten, desto wahrscheinlicher ist die Stressreaktion. Der Volksmund sagt in diesem Zusammenhang: „Viele Hunde sind des Hasens Tod." Da mit jeder Stressreaktion, vor allem, wenn die Erholungsphase fehlt, die Ansprechbarkeit auf folgende Stressoren größer wird, bekommt das Stressgeschehen eine Eigendynamik mit gesundheitsschädlichen Folgen. Ein Teufelskreis – und der

Volksmund sagt nicht umsonst: „Steter Tropfen höhlt den Stein."

Ein wichtiger Begriff im Zusammenhang mit Stress und Belastungsfähigkeit ist die **Resilienz**. Unter „Resilienz" wird die Fähigkeit des Einzelnen verstanden, mit Belastungen oder Krisen umzugehen, sie zu bewältigen und sogar an ihnen zu wachsen.

Maßnahmen wie Achtsamkeit, Bewegung und gezielte Entspannung, aber auch bewusste Ernährung dienen dazu, Körper und Seele robuster zu machen. Der Stress wird zwar nicht reduziert, aber man kommt besser mit ihm zurecht. Gut zu wissen: Resilienz ist erlernbar!

Kapitel 4: Wie kann ich mit Stress umgehen?

Stressblocker

„Ich atme ein, ich raste aus."

„Ich atme ein, ich raste aus." Vielleicht haben Sie diesen Spruch schon einmal auf einem T-Shirt oder einer Tragetasche gesehen. In einem Zug, quasi ohne Punkt und Komma gelesen, beschreibt er eine typische Stressreaktion. Nun schauen Sie sich den gleichen Satz mit Punkten als Satzzeichen an: Ich. Atme ein. Ich raste. Aus. Lesen Sie ihn ruhig laut, mit einer Pause nach jedem Punkt, und Sie haben eine Strategie, Stressreaktionen zu blocken. Gehen wir sie einzeln durch:

Ich oder die heilsame Wirkung des Wortes nein. „Worüber ich mich aufrege, entscheide immer noch ich selber!" Dieser Spruch bringt es auf den Punkt: Meine innere Bewertung entscheidet darüber, ob eine Stressreaktion überhaupt notwendig ist. Wir können uns bewusst dafür oder dagegen entscheiden, ja oder nein. Bei Kindern kann man die konsequente Anwendung von

„nein“ besonders gut studieren, sie blocken damit alles ab, und den Stress haben die anderen, Eltern, Erzieherinnen ...

Atme ein und zähle dabei. Die biologische Stressreaktion läuft ja über das unbewusste Nervensystem ab. Von dessen Zielorganen ist die Lunge und damit die Atmung das einzige, das wir ohne großen Aufwand bewusst steuern können. Über den Rückkopplungseffekt können wir damit auch die Ausprägung von Stress beeinflussen. Das Zählen schafft einen Rhythmus, mit dem Sie sich quasi herunterregulieren können, indem Sie die Zahlen langsamer und langsamer aneinanderreihen.

Atem-Mini 1: 1, 2, 3, 4 – 4, 3, 2, 1

Konzentrieren Sie sich auf die Atmung. Atmen Sie mehrere Male langsam ein und aus. Bei der Einatmung senkt sich das Zwerchfell nach unten in den Bauch- und Beckenraum, bei der Ausatmung hebt es sich Richtung Brustkorb. Einatmen vom Bauchraum hinauf in den Brustkorb, ausatmen vom Brustkorb zurück in den Bauchraum. Lassen Sie die Ein- und die Ausatmung ganz natürlich fließen. Gehen Sie dann im Geist dazu über, mit der Atmung zu zählen. Während des Einatmens zählen Sie langsam 1, 2, 3, 4, während des Ausatmens langsam rückwärts 4, 3, 2, 1. Einatmung 1, 2, 3, 4, Ausatmung 4, 3, 2, 1.

Versuchen Sie, den Rhythmus des Zählens an die natürlich fließende Ein- und Ausatmung anzupassen, und verbinden Sie mit dem Zählen etwa 10 Atemzüge.

Die Übung dauert 2–3 Minuten. Wenn Sie denken, nicht so lange Zeit zu haben, wählen Sie folgende Atemübung, die über die genutzten Laute eine gemeinsame Wurzel mit vielen Flüchen, z. B. Sch... (eibenkleister), hat. Im Mittelpunkt steht die Abfuhr überschüssiger Energie und das Wiederfinden der inneren Mitte. Stress kann man übrigens hören, die Stimme ist höher und lauter, die Sprache schneller.

Atem-Mini 2: Atmen Sie tief ein und bilden beim Ausatmen die Lautfolge „sch“, zunächst das „s“ als scharfes „s“ („ß“), mit abnehmendem Atemstrom dann das „sch“ und ganz zum Schluss hauchen Sie das „h“ (die Beschreibung ist komplizierter als der Vorgang). Nach ein bis drei Anwendungen sollten Sie spüren, dass sich im Kopf etwas tut, so ähnlich wie ein leichter Schwindel. Dann folgt der zweite Teil dieser Atemübung: Atmen Sie wieder tief ein und summen beim Ausatmen den Buchstaben „i“, und zwar so, dass er im Brustkorb zu spüren ist (nicht im Kopf). Das „i“ steht für ich und führt in die innere Mitte zurück. Sie können den zweiten Teil noch verstärken, indem Sie dabei die Hände in die Hosentaschen stecken, so dass die Handflächen auf der Leistenregion zu liegen kommen.

Ich raste. Wann steuert man während einer langen Autofahrt einen Rastplatz an? Wenn man ein dringendes Bedürfnis hat, aber auch, wenn man genervt ist von den vielen Verkehrsrowdys oder es nicht mehr aushält, eingeklemmt zu sitzen. Dann tut Bewegung not. In einer Stresssituation ist es genauso, die angestaute Energie muss raus.

Aus. Vergessen Sie nicht, voll und ganz auszuatmen. Wenn wir gestresst sind, halten wir oft unwillkürlich die Luft an oder atmen nur flach. Entsprechend können wir uns nicht optimal mit frischer Luft, mit Sauerstoff versorgen, und das Gehirn benötigt sehr viel Sauerstoff. Außerdem machen wir damit unserem Ärger buchstäblich „Luft".

Jin Shin Jyutsu und Akupressur

Den Mittelfinger (Stinkefinger), den Sie spontan jemandem zeigen (wollen), der Sie so richtig geärgert hat, locker mit der anderen Hand zu umfassen, empfiehlt Friedl Weber in ihrem Buch *Ohne Druck durch's ganze Jahr.* Dieser Jin Shin Jyutsu-Griff hilft, wenn man aus der Haut fahren möchte und aus seiner inneren Mitte geraten ist.

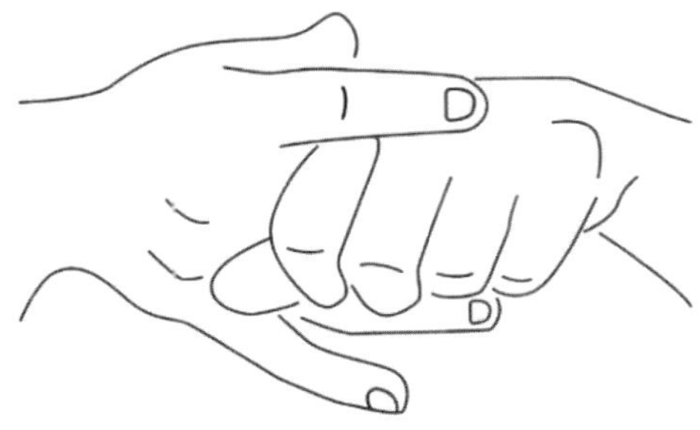

Am Mittelfinger endet in der Akupunkturlehre der sogenannte Pericard- oder Kreislauf-Meridian. Von daher verwundert nicht, dass mit Pericard 8 ein wichtiger Akupressurpunkt für akute Stressreaktionen in unmittelbarer Nähe liegt. Seine chinesische Bezeichnung Lao Gong bedeutet unter anderem „Palast der Leiden. Dieser Punkt gehört zu den Ausleitungspunkten (Wind und Hitze), seine Indikationen sind Unruhe, Herzklopfen, Beklemmungen und Zittern, auch bei Fieber.

Der Akupressurpunkt Pericard 8 Lao Gong findet sich in der Mitte des Handtellers, bei geballter Faust zwischen den Fingerkuppen von Mittel- und Ringfinger. Unwillkürlich reiben viele Menschen in Stresssituationen die Handflächen aneinander. Zur Akupressur suchen Sie den Punkt auf, indem Sie nach obiger Beschreibung mit dem Fingernagel die Stelle der größten Schmerzempfindlichkeit im Handteller ermitteln und dort mit kreisenden Bewegungen ca. 10–30 Sekunden je Seite drücken. Wenn die Fingernagelspitze zu schmerzhaft ist, nehmen Sie die Fingerkuppe. Sie können die Wirkung der Akupressur durch einen Tropfen Lavendel-Körperöl verstärken, den Sie in dem Areal verreiben. Lassen Sie sich ggf. zum passenden Lavendelöl in der Apotheke oder von einem erfahrenen Therapeuten beraten!

Starke Hände

Etwas mehr Zeit beansprucht die Übung „Starke Hände" aus der Hypnotherapie. Dafür leitet sie auch den Übergang in die 3. Phase der biologischen Stressreaktion ein, die Entspannungs- und Erholungsphase.
Die Übung wurde so von Dr. Julia Siewert aus dem Team der Hochschulambulanz Naturheilkunde der Charité Berlin formuliert und basiert auf einer Stärkeinduktions-Übung von Prof. Dr. Walter Bongartz im Rahmen der Weiterbildung Hypnotherapie der Deutschen Gesellschaft für Hypnose und Hypnotherapie e. V. (DGH).

Sie hat sich übrigens auch bei Menschen, die mit Depressionen zu tun haben, sehr bewährt.

Übung starke Hände
Vielleicht erinnern Sie sich an eine Situation, in der Sie sich lebendig und energiegeladen gefühlt haben. Ganz lebendig und energiegeladen. PAUSE
Wenn Sie mögen, lade ich Sie ein, sich gemütlich hinzusetzen und nichts weiterzumachen, als sich einfach mit offenen Augen an diese Situation zu erinnern. PAUSE
Unsere Empfindungen dazu sind in unserem Körper gespeichert und bewusst oder auch unbewusst abrufbar. PAUSE
Sie müssen nichts weiter tun, als einmal zu beobachten, wie sich das anfühlt, in Ihrer Situation lebendig und energiegeladen zu sein. PAUSE
Schauen Sie Ihrem Körper dabei zu, wie sich dieses Gefühl ganz in Ruhe in Ihrem Körper ausbreitet und wo es in Ihrem Körper fühlbar und vielleicht sogar noch intensiver fühlbar wird. PAUSE
Und dann lade ich Sie ein, sich in dieser Situation einmal von den Fäusten zeigen zu lassen, wie es ist, eine Situation fest im Griff zu haben. Ballen Sie einmal Ihre Fäuste ganz fest zusammen und lassen sich von Ihren Fäusten zeigen, wie es ist, eine Situation fest im Griff zu haben. PAUSE
Ganz fest ... genau ... ganz kräftig ... ganz fest ... ganz stabil. PAUSE
Spüren Sie dieses Gefühl, eine Situation fest im Griff zu haben. PAUSE

Und dann lassen Sie los! Was bleibt, ist ein körperlicher Nachklang, die Fäuste erinnern sich weiterhin, wie es ist, eine Situation fest im Griff zu haben ... und gleichzeitig dürfen Sie entspannen. PAUSE
Und dann lade ich Sie erneut ein, sich von Ihren Fäusten zeigen zu lassen, wie es ist, eine Situation fest im Griff zu habe. PAUSE
Sie können Ihre Fäuste ganz fest zusammenballen ... genau ... ganz fest ... ganz stark. PAUSE
Nun lade ich Sie ein, dieses Gefühl einen Moment lang zu genießen. PAUSE ... ganz fest ... ganz stark. PAUSE
Um dann wieder zu entspannen und diesen körperlichen Nachklang wahrzunehmen ... genau. PAUSE
Jetzt lade ich Sie ein drittes Mal ein, sich von Ihren Fäusten zeigen zu lassen, wie es ist, eine Situation fest im Griff zu haben ... PAUSE
Sie können noch einmal Ihre Fäuste ballen, ganz fest zusammenballen ... genau ... ganz fest ... ganz stark ... PAUSE
Ganz fest ... ganz stark ... PAUSE
Genießen Sie diesen Moment ... PAUSE
Um dann noch einmal zu entspannen ... und dieses Gefühl in Ihren Tag mitzunehmen!

Wenn Sie den Text mit Ihrem Handy aufnehmen, können Sie ihn jederzeit anhören. Sie können die Übung auch in Ihren Tagesablauf als regelmäßigen Kraftpunkt einbauen. Mit jedem Hören wird der Trainingseffekt größer.

Stressblocker aus der Homöopathie

Sie kennen vielleicht als Kommando aus der Hundeschule „Nun ist aber mal Schluss!“ Eine starke Ansage. Einen Hinweis dafür, wie das im Stress funktioniert, erhalten wir aus der Medizingeschichte: Asklepios (Äskulap), dem griechischen Gott der Heilkunst, wird die Behandlungsempfehlung zugeschrieben: „Erst das Wort, dann die Pflanze, zuletzt das Messer.“ „Zum Messer zu greifen“, um den Stress abzustellen, ist keine gute Idee, und wir müssen dringend von (auto-)aggressivem Verhalten im Stress abraten!

Mit „Messer“ sind aber ohnehin von Asklepios die chirurgisch-operativen Techniken in der Medizin gemeint. „Pflanze“ steht in dieser Therapiestrategie als Oberbegriff für Arzneimittel, und hier bietet sich als Stressblocker aus der Homöopathie Ferrum phosphoricum, das Schüßler-Salz Nr. 3, in der Potenzstufe D6 an. Es deckt in seinem Arzneimittelbild (s. Kasten) die verschiedenen Reaktionsmuster der akuten Stressreaktion ab.

Ferrum phosphoricum (Schüßler-Salz Nr. 3)

- Ehrgeiz („schneller, höher, weiter"): „Alles geht zu langsam"
- Kämpfer, aber auch nachgiebig, fügt sich den Wünschen anderer
- Höhenangst, Angst vor der Zukunft; schlimmer nachts, dann auch Furcht, es könne sich ein Unglück ereignen
- Furcht, die Straße zu überqueren
- Fühlt sich unwohl in Menschenmengen
- Ruhelosigkeit, Nervosität treibt aus dem Bett
- Lampenfieber bei Rednern und Sängern
- Geistige Verwirrung; Gesicht waschen und Bewegung bessern
- (Heiße) gerötete Wangen im Wechsel mit Blässe, ein weißes Nase-Mund-Dreieck, dunkle Ränder unter den Augen und an der Innenseite der Nasenwurzel („Eisenschatten") sowie blutgestreifte Absonderungen, Nasenbluten bei Kopfschmerzen
- Hustenreiz mit Tränenfluss, ausgehend vom Kehlkopf durch Berührung (eng gebundene Krawatte), trockene Kehle; kalte Getränke verschlimmern den Husten, warmer Tee bessert; Herzklopfen und leichtes Erröten
- Verlangen nach Bier, Weinbrand morgens (!), vor einer Mahlzeit
- Besser durch langsame Bewegung, schlechter nach Meditation

Bewährte Potenzstufe: D6
Dosierung: Bewährt ist die Einnahme von 1 Tablette Ferrum phosphoricum D6 circa 20 Minuten vor Beginn einer Veranstaltung (Lampenfieber), ggf. bei akutem Stress alle 10–20 Minuten 1 Tablette auf der Zunge zergehen lassen.

Bemerkenswert ist, dass viele Indikationen von Ferrum phosphoricum ähnlich denen des oben beschriebenen Notfallpunktes Pericard 8 sind (wichtige Mittel auch bei fieberhaften Infekten).

Autosuggestion

Sie kennen unangenehme Gefühle beim Zahnarztbesuch? Schon der Geruch in der Praxis beschleunigt Ihren Puls, auch wenn Sie nur zur üblichen Vorsorgeuntersuchung da sind?
Angst und Stress sind eng miteinander verknüpft. Hier bietet sich die Autosuggestion an. Eine Autosuggestion besteht aus formelhaften Sätzen, die situativ wiederholt werden. Bewährt ist ein Aufbau aus drei Sätzen. Ein Beispiel zu zahnärztlichen Behandlungen kann den Aufbau illustrieren.

Autosuggestion vor Zahnbehandlung

1. Angst, ich danke Dir, dass Du mir sagst, wie notwendig die Zahnbehandlung jetzt ist.
2. Angst, ich bin darauf vorbereitet, der Zahnarzt ist top, es ist für ihn eine Routineangelegenheit, Du darfst verschwinden.
3. Angst, Du darfst gerne wiederkommen, wenn sich an dieser Situation etwas schwerwiegend ändert.

Diese Technik kann man leichterhand auf alle Stresssymptome anpassen.

Autosuggestion bei Stress

1. Stresssymptom (benennen), ich danke Dir, dass Du mir zeigst, wie hoch mein Stresslevel gerade ist und dass ich in den roten Bereich geraten könnte.
2. Stresssymptom, ich unternehme dagegen ... (benennen) und komme so wieder in den grünen Bereich, Du darfst verschwinden.
3. Stresssymptom (benennen), Du darfst gerne wiederkommen, wenn sich mal wieder eine bedeutsame Situation ergibt.

Mit dieser Art Dreiklang kann man dem Stress (-symptom) einen (positiven) Sinn geben, Wertschätzung und Veränderungswillen zeigen.

Resilienz steigern

Das homöopathische Managermittel

Die Frage, welche Persönlichkeitsmerkmale oder Eigenschaften Menschen haben, die besonders stressresistent sind und aus Krisen sogar gestärkt hervorgehen, beschäftigt die Wissenschaft schon lange.

Es kristallisiert sich dabei heraus, dass es die Supereigenschaft Resilienz wohl nicht gibt. Es ist vielmehr entscheidend, wie wir unsere vorhandenen Fähigkeiten einsetzen und situationsbezogen um neue Techniken ergänzen, quasi unseren Anti-Stress-Werkzeugkasten kontinuierlich erweitern.

Das wird deutlich, wenn wir das homöopathische Arzneimittelbild von Nux vomica (siehe Kasten) betrachten. Es wird in der Homöopathie auch als „Manager-Mittel" bezeichnet, da sich in seinem Arzneimittelbild viele Eigenschaften (beruflich) erfolgreicher Menschen finden und dieser Berufsgruppe allgemein eine hohe Stressresistenz nachgesagt wird.

Nux vomica

- **Wissbegierig, vernünftig, beherzt, durchsetzungsfähig** („mit allen Mitteln"), **ehrgeizig** (Streben nach Ruhm), **anpassungsfähig**, freundlich mit Fremden, aber nicht mit seiner Familie
- Empfindlich gegen Sinneseindrücke, kann kein Blut sehen
- Träume von geschäftlichen Dingen
- Absturz (Beschwerden aus vollem Wohlbefinden heraus)
- „Zu viel, zu oft, zu gut"
- Verlangen nach Reizmitteln (Kaffee, Tee, Alkohol, Tabak), schlimmer dadurch
- Magenschmerzen nach dem Essen, Verstopfung, Hämorrhoidenleiden
- Rückenschmerz, als wollte er zerbrechen, muss gehen, um die Beschwerden zu lindern
- Schlimmer: morgens, durch Kälte, Nässe
- Besser: abends, nach kurzem Schlaf

Bewährte Potenzstufe: D6
Dosierung: abends 5 Globuli, in Akutsituationen 5 Globuli in 1 Tasse Wasser auflösen und alle 30 Minuten 1 TL der Verdünnung einnehmen

In der Tat sind die fettgedruckten Eigenschaften nach wissenschaftlichen Untersuchungen resilienzfördernd.

Allerdings ist bei Nux vomica-Typen in Sachen Beziehungskompetenz als weiterem wichtigem Resilienzfaktor noch deutlich Luft nach oben! Das Leitsymptom „Absturz“ (ja, Sie dürfen hier durchaus auch an den Kneipen-Kater denken) für Nux vomica-Krankheiten führt uns letztens zum Kern der Resilienz aus komplementärmedizinischer Sicht: das rechte Maß und die innere Mitte. Sie sind Gegenstand der Ordnungstherapie im folgenden Teil (ab S. 105). Vorher aber wollen wir weitere wirkmächtige Werkzeuge zur Steigerung der Resilienz vorstellen, mit denen Sie Ihren persönlichen Anti-Stress-Werkzeugkasten aufrüsten können.

Achtsamkeit schulen

Zahlreiche Märchen illustrieren die asiatische Weisheit, im Hier und Jetzt zu leben und nicht ständig in der Vergangenheit zu verweilen oder in die Zukunft vorauszueilen. Das Zauberwort heißt „Achtsamkeit“ und bedeutet, sich mit der vollen Aufmerksamkeit in die Tätigkeit zu vertiefen, die gerade ausgeführt wird. Die Achtsamkeit im Alltag ist eine wichtige Maßnahme gegen

Stress und Überforderung, da die innere Sammlung gleichzeitig Genuss und Freude an dem, was man gerade tut, steigert.
Ein guter Einstieg in die Achtsamkeit ist aus naturheilkundlicher Sicht das Essen. Normalerweise pflegen wir ja mit zunehmendem Stresslevel Essen und Trinken zu festen Zeiten zu vernachlässigen und eher nebenbei, zwischendurch, *to go* „einzuwerfen“, was gerade da ist. Dass sich dann kein behagliches Sättigungsgefühl einstellt und/ oder die heruntergeschlungenen Speisen wie ein Stein im Bauch liegen, haben Sie sicher auch schon erlebt. Achtsames Essen vermeidet diese – wiederum stresserzeugenden – Verdauungsstörungen und wird zum Haltepunkt für die innere Neuorientierung und größere Gelassenheit.
Achtsames Essen funktioniert übrigens auch mit Schokolade, Gummibärchen, Pizza, Burger & Co. Sie werden überrascht sein!

Achtsam essen
Setzen Sie sich zum Essen hin.
Nähern Sie sich der Speise mit allen Sinnen: Wie sieht sie aus (Farben, Frische)? Wie riecht sie? Welche Temperatur und Konsistenz hat sie?

Dann nehmen Sie den ersten Bissen, bitte nur halb so groß wie üblich.
Geben Sie Ihrem Mund die Chance, den Bissen wahrzunehmen.
Dann beginnen Sie langsam zu kauen, bitte doppelt so oft wie üblich, und konzentrieren sich darauf, wie das Kauen den Geschmack der Speise verändert.
Erst dann schlucken Sie den gekauten Bissen runter und spüren ihm in den Magen nach.
Jetzt nehmen Sie den nächsten Bissen und verfahren wie beim ersten.
Vorsicht! Eine schlechte Verträglichkeit von Lebensmitteln zeigt der Körper in der Regel bei den ersten Bissen/ Schlucken über flüchtige Reaktionen im Mund-Rachenraum (Kribbeln, Trockenheit, Zusammenziehen).

Ein weiterer einfacher Zugang zur Achtsamkeit ist die Atmung. Sie haben ja schon zwei Atemübungen („Atem-Mini" 1 und 2, S. 38 ff) kennengelernt. Das hier dargestellte Atem-Mini 3 betont das Zählen – und dieses beruhigt den Geist. Von daher eignet sich diese Übung auch sehr gut, um abends „herunterzukommen".

Atem-Mini 3: 10, 9, 8, 7, 6, 5, 4, 3, 2, 1, 0
In diesem Mini gibt es für jeden Atemzug eine Zahl. Schließen Sie die Augen. Atmen Sie langsam und natürlich, lassen Sie den Atem fließen. Zählen Sie in den Ausatemphasen sehr langsam rückwärts von 10 bis 0.

Atmen Sie ein und sagen mit der nächsten Ausatmung zu sich selber 10. Atmen Sie ein und sagen mit der nächsten Ausatmung zu sich selber 9. Atmen Sie ein und sagen mit der nächsten Ausatmung zu sich selber 8 und so weiter. Wenn Sie bei 0 angekommen sind, spüren Sie nach, wie es Ihnen jetzt geht. Falls Sie zwischendrin, von Gedanken abgelenkt, aus dem Zählen kommen, dann beginnen Sie wieder mit der 10, bis Sie von 10 nach 0 durchgezählt und -geatmet haben.

Aus der Achtsamkeit erwächst Gelassenheit als innere Haltung, die uns wohl am ehesten dem Stress begegnen lässt und damit auch unsere Psyche schützt. Nach wissenschaftlichen Erkenntnissen können Meditationstechniken diese innere Gelassenheit fördern. Menschen, die meditieren, lassen sich nicht so schnell erschüttern, nehmen die Stürme des Lebens mit mehr Gleichmut und kommen mit den Veränderungen, die das Leben bietet, besser zurecht.
In den 1970er Jahren entwickelte der amerikanische Wissenschaftler Jon Kabat-Zinn aus verschiedenen Meditationsarten das Übungsprogramm „MBSR“, dessen Wirksamkeit in zahlreichen Studien nachgewiesen wurde. MBSR ist die Abkürzung von *mindfulness-based stress reduction* (achtsamkeitsbasierte Stressreduktion).

Die Übungen sind einfach zu erlernen. Es gibt mittlerweile sehr viele Kursangebote, auch online (Internetrecherche: „MBSR“ und „Kurs“). Die gesetzlichen Krankenkassen bezuschussen unter bestimmten Voraussetzungen MBSR-Kurse als Präventionsmaßnahme.

Energiestaus gezielt lösen

Ein leitender Banker erzählte einmal beiläufig, er suche seine Hotels auf Dienstreisen nach der Güte der Gyms/ Spas aus. Dahinter steht die Erkenntnis, wie wichtig die Abfuhr aufgestauter Energie in und nach stressigen Situationen ist. In kaum einer Berufsgruppe gibt es wohl so viele Extrem-Sportler (Marathon, Triathlon, Mountain-Biking) wie im gehobenen Management. Der Berliner *Tagesspiegel* titelte sogar einmal in diesem Zusammenhang „Fitness – das neue Statussymbol“.

Aus naturheilkundlicher Sicht ist natürlich die individuelle Konstitution zu beachten, nicht jeder Mensch ist ein Laufwunder, aber ein kurzer Spaziergang bei Tageslicht sollte schon machbar sein. Sonnenlicht ist ein wichtiger Stimmungsheber und wichtig für unseren Stoffwechsel, z. B für den Knochenstoffwechsel (Vitamin D-Produktion). Gerade wer den ganzen Tag bei künstlichem Licht in einem Büro sitzt, sollte sich darum bemühen. Aus wissenschaftlichen Untersuchungen wissen wir, dass nach 20 Minuten Spazierengehen im Grünen die Stresshormone im Körper gesunken sind und die Fähigkeit zu konzentriertem Arbeiten steigt. Probieren Sie einmal aus, wie schnell bei einem Spaziergang der Kopf (wieder) klar ist. Wir müssen uns klarmachen, wie wichtig Bewegung grundsätzlich für den Stressabbau ist. Gerade in Zeiten der Anforderung hilft alles, was Ihnen gefällt: jeder Spaziergang, jeder Dauerlauf, aber auch jeder Tanzabend oder Tischkicker. Hier drei leicht umsetzbare Anregungen, um in Bewegung zu kommen und damit Energiestaus abzubauen.

- Beginnen Sie den Tag mit Kniebeugen, wenn Sie Ihre Arbeitsschuhe anziehen, und beenden ihn damit, wenn Sie Ihre Arbeitsschuhe ausziehen. Steigern Sie sich dabei von 2–3 über eine Woche auf jeweils 10.
- Wenn Sie mit dem Auto zur Arbeit fahren oder Außentermine wahrnehmen, parken Sie etwas entfernt von Ihrem Ziel (ca. 200–400 Meter) und gehen Sie den Rest zu Fuß.
- Benutzen Sie konsequent die Treppe, nicht den Fahrstuhl.

Entspannungsverfahren einüben

Entspannung ist das nächste große Werkzeug im Rahmen der Steigerung von Resilienz.

Entspannungsverfahren zielen darauf ab, Anspannung und Angst zu vermindern, vorzugsweise, indem wir die Fähigkeit entwickeln, Muskeln zu entspannen und darüber auch die geistige und emotionale Überaktivität zu vermindern.

Der Kardiologe Herbert Benson, Mind-Body-Forscher an der Harvard Medical School, hat eine einfache Technik entwickelt, um auch im Alltag ohne Hilfsmittel eine **Entspannungsreaktion** auszulösen:

> Wählen Sie sich einen Laut, ein Wort, einen Satz oder ein Gebet und wiederholen dieses immer wieder, wie ein Mantra. Schenken Sie allen Alltagsgedanken, die beim Wiederholen kommen, keine Beachtung, sondern wiederholen Sie einfach Ihr Mantra weiter. Die Gedanken sind dann wie Wolken, die ziehen und verschwinden. Diese Technik funktioniert auch, während Sie anderen Tätigkeiten nachgehen (vom morgendlichen Anziehen bis zum Zubereiten einer Mahlzeit).

Die verschiedenen Entspannungsverfahren unterscheiden sich vor allem durch die Methode, wie Entspannung erreicht werden kann. Dabei ist es sinnvoll, die jeweilige Methode unter fachlicher Anleitung zu erlernen (z. B. in einem Volkshochschulkurs), um so den Erfolg längerfristig zu sichern. Hier ein paar **einfache Entspannungsübungen**:

Übung Nr. 1: Spannen Sie einzelne Muskelgruppen ganz bewusst für 3–5 Sekunden an und entspannen sie dann für 10–20 Sekunden! Dabei kann man mit den Fingern oder Zehen anfangen und sich dann in Richtung Rumpf langsam vorarbeiten. Beim Ampelstopp mit dem Auto oder Fahrrad können Sie beispielsweise die Finger fest um den Lenker schließen und die Spannung über die Unterarme und die Schultern bis zum Hinterkopf aufbauen. Die Spannung kurz halten und in der umgekehrten Reihenfolge locker lassen. Wenn Sie als Fußgänger an der Ampel warten, können Sie die Zehen in den Boden krallen und die Spannung über die Oberschenkel, den Rücken und den Kopf bis zur Stirn spüren, kurz halten und wieder entspannen.
Übung Nr. 2: Die Schultern hochziehen – kurz (3–5 Sekunden) halten – und langsam (!) wieder fallen lassen.
Übung Nr. 3: Fassen Sie mit den Händen an die Schultern und lassen Sie nun die Arme kreisen, vor und zurück, in größeren, aber auch in kleinen Kreisen.
Übung Nr. 4: Dehnen, recken und strecken Sie sich immer wieder zwischendurch. Muskeln verkürzen sich unter Stress. Durch Dehnen werden die Muskeln wieder verlängert. **Vorsicht!** Langsam bewegen, mit fließenden Bewegungen, nicht ruckartig!

Die Übung Nr. 1 ist auch die Grundlage der **Progressiven Muskelentspannung nach Jacobson.** Dabei werden mittels systematischem Anspannen und Entspannen einzelner Muskelgruppen die Muskelspannung allgemein vermindert und die Selbstwahrnehmung der eigenen Anspannung verbessert. Diese Methode zeigt verständlicherweise die beste Wirksamkeit bei Menschen, bei denen eine dauernde muskuläre Anspannung (Spannungskopfschmerz, Rückenschmerzen) im Mittelpunkt der Stresssymptome steht. Die Progressive Muskelentspannung ist leicht zu erlernen, für die Durchführung zuhause gibt es viele Entspannungs-CDs mit guten Anleitungen.

Das **Autogene Training** wurde von J. H. Schultz entwickelt. Es umfasst kontemplative und meditationsnahe Techniken, durch welche die Aufmerksamkeit des Übenden auf verschiedene Bereiche des Körpers gelenkt wird. Durch „autosuggestive Selbstinstruktion" lernt man z. B., die entspannenden Gefühle von Wärme und Schwere zu verspüren. Das Autogene Training hilft, die Gedanken zur Ruhe kommen zu lassen, setzt aber eine gewisse Suggestibilität voraus. Wenn Ihnen die folgende Körperreise gefällt, sollten Sie auch vom Autogenen Training profitieren.

Sie können die Anleitung aufnehmen (Smartphone) und bei Bedarf abspielen.

Entspannungsübung „Körperreise"
Legen Sie sich entspannt auf den Rücken und schließen die Augen. Atmen Sie ruhig ein und aus und richten Ihre Aufmerksamkeit nach innen und nach und nach auf den ganzen Körper. Bei jedem Körperteil verweilen Sie einen kleinen Augenblick und lassen die Spannung los.
Spüren Sie in die rechte Hand, den Daumen und nacheinander die Finger. Wandern Sie mit der Aufmerksamkeit zur Handinnenfläche, zum Handgelenk, dem Ellenbogen, hinauf zum Oberarm und der Schulter und lassen die Spannung los. Spüren Sie dann die Achsel, den rechten Brustkorb, Taille und Hüfte und lassen los. Lassen Sie den rechten Oberschenkel, das Knie, den Unterschenkel, den Knöchel und die Ferse in den Boden sinken, entspannen Sie die Fußsohle und die Zehen.
Nun lenken Sie Ihre Aufmerksamkeit auf die linke Körperhälfte: Spüren Sie die linke Hand, den Daumen, die einzelnen Finger. Wandern Sie zur Handinnenfläche, zum Handgelenk, dem Ellenbogen hinauf zum Oberarm und der Schulter und lassen die Spannung los. Spüren Sie dann die Achsel, den rechten Brustkorb, Taille und Hüfte und lassen los. Lassen Sie den rechten Oberschenkel, das Knie, den Unterschenkel, den Knöchel und die Ferse in den Boden sinken, entspannen Sie die Fußsohle und die Zehen.

Spüren Sie das Gesäß auf der Unterlage, wandern die Wirbelsäule hinauf bis zum Hinterkopf und lassen den gesamten Rücken los. Entspannen Sie die Ohren, die Augenbrauen, den Mund, die Nase, die ganze Gesichtshaut in Richtung Boden.
Genießen Sie anschließend die tiefe Ruhe und die Wärme der Entspannung in Ihrem ganzen Körper und verweilen Sie ein Weilchen in diesem Zustand, bevor Sie wieder zum Tagesbewusstsein zurückkehren.
Eine Verstärkung der entspannenden Wirkung erzielen Sie, wenn Sie sich vorstellen, dass Ihr Körper aus Wachs besteht und Sie die einzelnen Körperteile durch eine Lupe betrachten, in der sich wie unter einem Brennglas das Licht bündelt und das Wachs weich macht.

Yoga und **Tai Chi** sind weitere lohnende Entspannungstechniken mittels Körper- und Atemübungen sowie einer Tiefenentspannung, die sogar geeignet ist, die Erschöpfung nach einer Nacht unerholsamen Schlafes auszugleichen. In den letzten Jahren wurden diese Verfahren auch wissenschaftlich untersucht, wobei sich gute Hinweise auf ihre Wirksamkeit ergaben. Da das Erlernen von Yoga oder Tai Chi eine kontinuierliche Anleitung erfordert, wird der Besuch entsprechender Kurse empfohlen. Vielerorts werden derartige Kurse inzwischen auch von den Krankenkassen bezuschusst.

Pausen einplanen

Haben Sie schon einmal versucht, einen Handwerker während seiner Frühstückspause zu stören? Und was haben Handwerker und ein Kiosk gemeinsam? Sie haben feste Auszeiten. Im Gegensatz dazu denken wir in Stresssituationen häufig, wir müssten ständig erreichbar sein, 24/7 – dazu ist die Uhr ein unbarmherziger Taktgeber. Die Länge des Taktes können Sie allerdings durchaus selbst bestimmen. Das Zauberwort für mehr Resilienz lautet Pausenpuffer. Planen Sie zwischen zwei Geschäftsterminen oder Aktivitäten einfach drei bis fünf Minuten Ruhe ein.

Ruhe dürfen Sie übrigens wörtlich verstehen, das Handy in den Flugmodus und weglegen, Rechner zuklappen, Fernsehen und Hintergrundmusik ausmachen, essen und trinken sind tabu (denn dafür reichen fünf Minuten nicht, weiß der erfahrene Handwerker), allenfalls eine Entspannungsübung ist ok. Sie werden aber überrascht sein, wie lang drei Minuten sein können, wenn Sie in dieser Zeit wirklich nichts tun! Muße ist der altmodische Begriff dafür, Rumgammeln oder Chillen eher abwertend gemeint, aber Ihr Gehirn dankt es Ihnen, wenn es einmal nicht von Reizen (Stressoren!) überflutet wird, mit anschließender größerer geistiger Frische und Kreativität.

Das rechte Maß beim Medienkonsum

Viele elektronische Helferlein erhöhen Lebensqualität, Kommunikation und Mobilität. Wenn man jedoch nicht möchte, dass deren Segen in einen gesundheitlichen Fluch umschlägt, sind möglichst regelmäßige Auszeiten erforderlich. Dies gilt vor allem für das Smartphone.

Aus unserer Arbeit mit Jugendlichen an Schulen wissen wir, dass die Verwendung des Mobiltelefons in der jungen Generation schon fast suchtartige Züge hat und auch zu gravierenden Veränderungen des sozialen Umgangs führen kann. Egal, was ein Jugendlicher macht, kaum meldet sich das Handy, wird alles unterbrochen. Ein Leben ohne Handy scheint es nicht mehr zu geben. Aber auch wir Erwachsene erliegen nur allzu oft den Apps und Algorithmen dahinter und geraten so in einen – ungewollten und unbemerkten – Dauerstress. Das Thema Stress durch ständige Ablenkung ist übrigens nicht neu, Hildegard von Bingen sprach schon im Mittelalter in ihrer Heilkunde stets vom „rechten Maß", das die Gesundheit erhält. Aus naturheilkundlicher Sicht sollten zumindest die Essens- und Ruhezeiten als wichtige Regenerationsphasen smartphonefrei sein.

In die Ferne sehen

Wir befinden uns in einem visuellen Zeitalter. Plakate, Bildschirme in der U-Bahn, Werbung an den Hauswänden, zuhause Fernsehen und Internet, für viele Menschen am Arbeitsplatz der Rechner. Das strengt die Augen und das Gehirn an, denn jedes Bild, jeder visuelle Impuls muss verarbeitet werden.

Eine einfache Maßnahme zur Beruhigung der Augen ist (neben der, sie zu schließen), immer wieder in die Ferne zu sehen. Dabei entspannen sich die Augenmuskeln. Optimal ist der Blick auf einen Baum, eine grüne Wiese, denn Grün beruhigt den Geist. Wenn es kein Grün vor dem Fenster gibt, dann vielleicht ein Poster oder eine Ansichtskarte im Arbeitsumfeld. Manchmal hilft auch schon die Vorstellungskraft: Stellen Sie sich mit geschlossenen Augen eine grüne Landschaft, Wiesen und Wälder vor.

Auch eine kurze Augenübung, das Palmieren, kann helfen.

> **Palmieren**
> Reiben Sie Ihre Handflächen aneinander, bis sie angenehm warm sind, und decken anschließend mit leicht gewölbten Handflächen die Augen ab. Die Fingerspitzen überkreuzen sich auf der Stirn, die Ellbogen stützen Sie auf dem Schreibtisch ab.
> Mit der Zeit werden Ihre Gedanken zur Ruhe kommen, die unruhigen Seheindrücke verschwinden, und Sie werden vollständige Dunkelheit wahrnehmen.

Ruhe bitte

Unsere Ohren sind Geräuschen hilflos ausgeliefert. Die Augen kann man schließen, aber die Ohren? Gerade anhaltende Geräuschkulissen sind deshalb so anstrengend, weil Gehirn und Nervensystem auf jeden Reiz der Sinnesorgane reagieren. Die Ohren sind ständig auf Empfang, wenn im Hintergrund Musik dudelt, wenn den ganzen Tag draußen der Presslufthammer dröhnt, wenn im Großraumbüro oder im Zug irgendwo das Telefon klingelt oder gesprochen wird.

Auch hier gibt es nur einen Rat: Pausen machen. Stille. Ruhe. Helfen Sie etwas nach, wenn Ihre Ohren unterwegs eine Pause brauchen: In die Handtasche, den Aktenkoffer oder den Rucksack gehören – gerade für kleine Erholungspausen auf Dienstreisen – Ohrstöpsel, Ohropax oder Kopfhörer mit *noise-cancelling*-Funktion.
Pause, Stille, Möglichkeiten des inneren Rückzuges gelten auch zuhause, z. B. für das Telefon. So sollte man von Zeit zu Zeit den Anrufbeantworter ein- und die Klingel leiseschalten, um bewusst zu regenerieren. Insbesondere gilt dies für Mahlzeiten, Entspannungs- und Ruhepausen, aber auch für wichtige Gespräche.
Manche Kinder und Jugendliche sind geradezu süchtig nach Geräuschen im Hintergrund. Morgens wird als erstes das Radio angemacht, aus dem Haus gehen sie mit einem Kopfhörer über den Ohren, die Hausaufgaben werden ebenfalls nur bei Musik oder laufendem Fernseher gemacht. Hier sind Konflikte mit den Eltern programmiert. Ein guter Kompromiss besteht darin, die schwierigen Fächer zuerst zu lernen und dabei auf die Hintergrundberieselung zu verzichten, um dann, quasi als Belohnung, beim Lieblingsfach ein Auge zuzudrücken.

Den Strom abschalten

Elektromagnetische Felder entstehen durch Fernseher, Computer, Handys oder schnurlose Telefone. Der Einfluss dieser Felder wird kontrovers diskutiert, wissenschaftliche Untersuchungen liefern mehrheitlich keine eindeutigen Antworten, speziell die Langzeiteffekte von Elektrosmog sind unklar. Zu beobachten ist aber, dass empfindliche Menschen und solche mit chronischen Krankheiten unter elektromagnetischen Feldern leiden können. Dies kann sich in Schlafstörungen, Kopfschmerzen, nervösen Beschwerden u. ä. zeigen. Folgende Empfehlungen können keinesfalls schaden:

- Meiden Sie elektrische Geräte in unmittelbarer Nähe des Bettes. Keine Stromkabel unter dem Bett!
- Der Fernseher sollte – auch wegen der Stromrechnung – nicht auf Standby laufen, sondern komplett ausgeschaltet werden, z. B. mithilfe einer Steckdose, die man ein- und ausschalten kann.
- Das Mobiltelefon sollte möglichst wenig benutzt und der Hörer erst an das Ohr gehalten werden, wenn die Verbindung bereits aufgebaut ist.

Alles zu seiner Zeit

Gerade Frauen sind oft damit beschäftigt, viele Dinge gleichzeitig zu machen. Da wird die Küche aufgeräumt und parallel telefonisch der Kindergeburtstag organisiert. Beim Kochen werden Vokabeln abgefragt, der Einkauf wird eben schnell erledigt, während der Auflauf im Herd schmort. Eigentlich toll, dieses Multitasking – aber irgendwann wird es eben doch zu viel.

Im Job sieht es nicht anders aus: Während eines Telefonats werden die Emails gecheckt. Eigentlich will man an einem Text arbeiten, doch ständig kommt jemand ins Büro, und man beantwortet Fragen, gleichzeitig klingelt das Telefon.

Unsere Empfehlung lautet: Immer nur eine Sache zur Zeit. Kein Multitasking, vor allem nicht während der Arbeit. Denn in der Scherzdefinition von Multitasking als der Kunst, mehrere Dinge gleichzeitig zu vermasseln, steckt ein wissenschaftlicher Kern: Das Gehirn kann jeweils nur einer Sache die volle Aufmerksamkeit schenken, jedes Hin- und Herpendeln zwischen verschiedenen Aufgaben stört die Konzentration, kostet viel Energie und erzeugt messbar Stress.

Den Teufelskreis durchbrechen

Wer gestresst ist, gerät schnell in einen Teufelskreis, einen „negativen Aktivitätskreislauf“. Unter Druck spüren wir unsere Unzulänglichkeiten deutlicher, werden unsicher, die Fehlerquote steigt, was wiederum den Druck erhöht. Es resultiert eine *self-fulfilling prophecy*, eine selbsterfüllende Prophezeiung, wie sie der Wissenschaftstheoretiker Otto Neurath und der Soziologe Robert K. Merton beschrieben haben.

Allerdings können wir mit unserer inneren Haltung Einfluss darauf nehmen, wie „stressig“ uns etwas erscheint. Je eher ein Stressor als handhabbar und verstehbar erscheint, desto mehr verliert er seinen Schrecken:

- Wir trauen uns dann zu, die Situation zu bewältigen, zu „managen“.
- Wir können verstehen, warum es zu dieser Situation kam.

Wenn wir uns dann noch im Sinne von Viktor Frankl, dem Begründer der Logotherapie, einer Schule der Psychotherapie, fragen: „Wofür ist das eine Gelegenheit? Was gilt es gerade jetzt zu lernen, welche Stärken und neuen Wege zu entwickeln?“, sind wir auf dem besten Weg, den

geistigen Teufelskreis des Stresses zu durchbrechen.
Wir können unsere Resilienz stärken, indem wir Stressoren als Herausforderung sehen, selbst Verantwortung übernehmen und uns nicht als das Opfer unserer Umwelt verstehen. Dazu ist es notwendig, bisherige Gedankenmuster in Frage zu stellen, denn bekanntlich ist der Mensch ja ein Gewohnheitstier.

Perspektivenwechsel oder: Das Problem ist Teil der Lösung

Stress-Surfen

Im Stress verhalten wir uns allzu oft wie das Kaninchen vor der Schlange: Wir sind fixiert auf das Problem und reagieren reflexartig. Würden wir mit etwas Mut und Neugier die Perspektive wechseln und für einen Augenblick in die Rolle eines Beobachters der Situation schlüpfen, würde uns als Kaninchen vielleicht der rettende Bau auffallen, oder wir würden feststellen, dass die Schlange nur eine harmlose, ungiftige Kornnatter ist. Dass ein Problem immer auch Teil der Lösung ist, beschreibt Jon Kabat-Zinn sehr schön in seinem Buch *Die heilende Kraft der Achtsamkeit*:

„Man kann die Wogen des Meeres nicht glätten – aber man kann lernen, auf ihnen zu reiten."
Als erste Lerneinheit beim Stress-Surfen bietet sich folgende Übung an: Geben Sie sich drei stressige Situationen zur Auswahl, in denen Sie einmal komplett anders reagieren wollen/können als üblicherweise, und wählen Sie von diesen die leichteste.
Beobachten Sie sich und Ihre Umgebung dann bei der Durchführung: Wie fühlt es sich für Sie an, wie reagieren die anderen, was hat es für Auswirkungen auf die Situation? Fühlt es sich gut an, und hat es positive Folgewirkungen. Geben Sie sich drei Monate, um dieses neue Handeln zu verfestigen.

Kopfstandmethode

Ein radikaler Perspektivenwechsel gelingt wohl mit dem *reverse brainstorming*, der Kopfstandmethode.
Hierzu bedient man sich Murphys' Gesetz: „Alles, was schiefgehen kann, wird auch schiefgehen" und trägt zusammen, was in einer konkreten Situation den Stress vergrößern kann, vom Absturz des PCs während der Präsentation bis zum Autobahnstau oder dem Ausfall der Bahn

auf dem Hinweg. Zu jedem dieser Stressoren entwickelt man dann gedanklich eine Lösung. Der Fantasie sind dabei keine Grenzen gesetzt, Hauptsache, es gibt eine positives Ende. Damit reduziert man Ängste als wichtige Faktoren von Dauerstress.

Wenn Sie die Kopfstandmethode abends im Bett regelmäßig für den kommenden Tag durchführen, fördern Sie damit das Einschlafen, denn es ist manchmal schon mit Arbeit verbunden, gute Lösungen zu finden, und Arbeit, auch gelingende Gedankenarbeit, macht bekanntlich müde.

Neue Gedankenmuster!

Unsere innere Haltung, unsere Gewohnheiten, die Gedankenmuster, zeigen sich deutlich in unserer Sprache. Vielleicht finden Sie sich in den negativen Mustern der folgende Tabelle schon wieder, Sie können gerne auch Ihre eigenen negativen Glaubenssätze ergänzen.

In der rechten Spalte finden Sie jeweils die positive Variante, und Sie sehen, Gedankenmuster lassen sich relativ leicht „umformulieren". Versuchen Sie es einfach mit den negativen Mustern in der Tabelle, die noch keine positive Entsprechung haben oder mit Ihren eigenen. Sollten Sie spontan keine zündende Idee haben, googlen Sie einmal „das rheinische Grundgesetz". Die positiven Muster eignen sich übrigens ausgezeichnet als Sätze in der Benson-Technik für eine Entspannungsreaktion (S. 57).

Negatives Muster	Positives Muster
Das schaffe ich nie.	Das schaffe ich schon.
Da kann man nichts machen.	Ich überlege mal, wo ich etwas unternehmen kann.
Auf mich hört sowieso niemand.	Ich werde dafür sorgen, dass mir zugehört wird.
Ich bin nicht gut genug.	
Das wächst mir alles über den Kopf.	
Keiner hilft mir.	
Immer wird über meinen Kopf hinweg entschieden.	

Ressourcen aktivieren

Anforderungen und Ausgleich

Eigentlich sind wir sicher, dass Sie schon vor dem Lesen dieses Buches über einen gut gefüllten Werkzeugkasten für Stresssituationen verfügt haben. Das glauben Sie nicht? Dann ziehen Sie doch einfach mal Bilanz, über wie viele Ressourcen Sie denn verfügen. Listen Sie dazu ganz konkret die aktuellen Anforderungen an Sie auf und dazu die Ressourcen, mit denen Sie diesen Anforderungen begegnen können:

Anforderungen	Ressourcen

Schon überraschend, dass da tatsächlich viele Werkzeuge und Techniken schlummern, die es nur zu aktivieren gilt? Also frisch ans Werk!
Bevor Sie jetzt durchstarten und die wiederentdeckten Ressourcen anwenden, notieren Sie bitte noch, was Sie in Ihrem Leben besonders belastet (Was verbraucht viel Energie?) und womit Sie das möglicherweise ausgleichen können (Womit tanken Sie Energie?):

Besondere Belastungen	Möglicher Ausgleich

Beide Listen sind nicht deckungsgleich? Die Liste mit den Belastungen bereitet Ihnen mehr Mühe? Dann wird es Zeit für den Ressourcenjoker!

Ressourcen- oder Energiejoker

Sie kennen sicher den Joker als hilfreiche Spielkarte oder Figur für kritische Spielsituationen, um den Verlauf zu Ihren Gunsten zu beeinflussen. Das Wort Joker leitet sich übrigens vom lateinischen *iocus* her, das Scherz, Spaß bedeutet. In der Tat sollte man gerade in Zeiten von großem Stress darauf achten, Dinge zu tun, die einem wichtig sind, weil sie Spaß machen, das Leben bereichern, persönliche Anregungen bieten und bei denen man sich entspannen und ablenken kann.

Den negativen Aktivitätskreislauf durchbricht man am besten dadurch, dass man sich jeden Tag gezielt Zeit für mindestens eine angenehme Aktivität nimmt. Als positiver Nebeneffekt steigt die Stimmung, und Sie strahlen mehr Freude und Gelassenheit aus, die Ihnen wiederum von Ihrer Umgebung zurückgespiegelt und damit noch einmal verstärkt wird.

Überlegen Sie sich ganz spontan einmal für jeden Tag der kommende Woche eine Aktivität, die Sie mögen. Denken Sie dabei vor allem an Dinge, die Sie zeitlich in Ihren Wochenplan einbauen können (z. B. Musik hören, spazierengehen, ein Entspannungsbad nehmen, eine nahestehende Person anrufen, ins Kino gehen etc.).

> Wählen Sie nur solche Aktivitäten aus, die Ihnen Spaß machen und die Sie wirklich für sich selbst tun, also keine sozialen Verpflichtungen. Und: Jede noch so kurze Aktivität zählt.

Sollte Ihnen eine tägliche Spaßeinheit, obwohl wünschenswert, aktuell zu stressig erscheinen, können Sie alternativ für jede Woche des kommenden Monats eine Aktivität planen, von der Sie wissen, dass sie Ihnen guttut. Denn letztlich hat jeder von uns bestimmte Tätigkeiten, Orte oder Beschäftigungen, die uns wie ein „Joker" in besonderem Maße regenerieren: Holzhacken, Angeln, ein Spaziergang mit dem Hund, ein Ausritt auf dem Pferd, am Meer stehen, in die Berge fahren, ein Saunabesuch, ein Abend in der Oper oder im Musical – das sind einige Beispiele, die zeigen, dass es sich lohnt, ein wenig in sich hineinzuhorchen und nachzufragen: Was tut mir besonders gut? Wann spüre ich deutlich, dass ich hinterher mehr Energie habe als vorher?

Und was sind Ihre Energiejoker? Schreiben Sie sie jetzt auf – und Sie werden schon beim Schreiben bemerken, dass Sie beginnen zu lächeln, zu entspannen:

Meine Energiejoker:

____

____

____

____

____

____

Für Ressourcen- bzw. Energiejoker sollten Sie sich wirklich immer Zeit nehmen, wenn Sie sie einsetzen. Das ist nicht verhandelbar!

Das Miteinander pflegen

Eine wichtige Ressource sind soziale Beziehungen. Eindrucksvoll konnte in wissenschaftlichen Untersuchungen belegt werden, dass Kranke, die beginnen, ihre sozialen Strukturen zu verbessern, schneller gesund werden als Menschen, die weiter alles alleine schaffen wollen. Das Gleiche gilt für die Bewältigung von Stress: Sie fällt uns leichter, wenn wir miteinander daran arbeiten. Der Song „Applaus, Applaus“ der Sportfreunde Stiller beginnt mit den Zeilen: „Ist meine Hand eine Faust, machst du sie wieder auf und legst die deine in meine“, und in der dritten Strophe heißt es: „Will ich mal wieder mit dem Kopf durch die Wand, legst du mir Helm und Hammer in die Hand.“ Noch Fragen?

Übrigens gibt es Grund zu der Annahme, dass Frauen grundsätzlich besser mit Stress zurechtkommen, da sie häufiger die *tend-and-befriend*-Reaktion (Kapitel *Fight or flight* ab S. 6) zeigen, also Anschluss an schützende Gruppen suchen und statt Kampf bis aufs Messer eher Freundschaft anbieten.

Der häufig als politischer Ratschlag zu hörende englische Satz *if you can't beat them, join them* (wenn du sie nicht schlagen kannst, verbinde dich mit ihnen) oder das schottische Sprichwort *better bend than break* (besser biegen als brechen) betonen ebenfalls, dass im Zweifelsfall das Knüpfen eines Netzwerks eine gute Hängematte bei allzu großem Stress ergibt.

Spezielle Ressourcen aus Naturheilkunde und Homöopathie

In diesem Kapitel des Ratgebers können Sie nach Herzenslust stöbern und die Tipps ausprobieren, die zu Ihnen passen, sei es in akuten Stresssituationen, sei es, um die Resilienz weiter zu steigern. Pflichtlektüre ist nur das Kapitel „Ordnung ist das halbe Leben" ab Seite 105.

Kann man Stress wegessen?

Die Antwort ist ein klares „jein". Die Ernährungslehre ist ein weites Feld und ein Schauplatz, auf dem die Vertreter der unterschiedlichsten Schulen kontrovers diskutieren.

Andererseits gilt für uns alle zum Stressabbau Folgendes:

- Zeit nehmen für das Essen.
- Regelmäßig, möglichst zu festen Zeiten, essen.
- Nicht zwischendurch, im Stehen, Gehen, auf der Straße essen.
- In Ruhe essen.
- Langsam essen, das Besteck zwischendurch hinlegen und gut kauen.

Langsam zu essen und jeden Bissen häufig zu kauen, ist übrigens auch die beste Maßnahme, um das Gewicht zu kontrollieren – wir essen viel bewusster und bekommen durch das gemütliche Tempo auch schneller mit, wann wir satt sind. Es dauert nämlich in der Regel ungefähr 20 Minuten, bis das Sättigungsgefühl eintritt.

Qualität der Nahrungsmittel

Achten Sie außerdem auf die Qualität der Lebensmittel und bereiten Sie möglichst viel selbst zu. Regional und saisonal sind hier die Stichworte. Kochen, so die Rückmeldung gerade vieler Männer, hat meditative Elemente, und mit Hackmesser oder Fleischklopfer kann man überschießende Energie schnell abbauen (nein, bitte die Bilder aus Horrorfilmen, die gerade in Ihrem Kopf entstehen, wieder ausschalten, gemeint ist nur der bestimmungsgemäße Gebrauch der Küchengeräte!).

In industriell hergestellten Nahrungsmitteln kann je nach Verarbeitungsgrad eine kaum unüberschaubare Zahl von Zusatzstoffen enthalten sein. Viele von ihnen werden schlecht vertragen oder mit Kopfschmerzen, Unruhe oder anderen

Beschwerden wie Allergien in Verbindung gebracht.

Zucker

In Bezug auf Stress sind ernährungsmedizinisch der Zuckerstoffwechsel (Kohlenhydratstoffwechsel) und Entzündungsreaktionen besonders zu betrachten.
Im Rahmen der biologischen Stressreaktion kommt es zu einer Erhöhung des Blutzuckerspiegels. Einfachzucker wie Traubenzucker (Glukose) oder Fruchtzucker (Fructose) und Zweifachzucker wie Haushaltszucker (Saccharose) gelangen relativ schnell aus dem Darm ins Blut und erhöhen schnell den Blutzucker weiter. Es kommt zur Gegenreaktion des Körpers, die wiederum Heißhunger nach weiteren Kohlenhydraten auslöst, der Zuckerstoffwechsel fährt buchstäblich Achterbahn: ein Teufelskreis, der den Stresslevel weiter nach oben treibt. Wir werden *hangry* (eine Neuschöpfung aus den englischen Worten *hungry* = hungrig und *angry* = ärgerlich).
Abhilfe schaffen Vollkornprodukte (Haferflocken) als Frühstück und Nüsse sowie Rohkost (Obst, Gemüse) als Zwischenmahlzeit. Warum

die gängige Nuss-Rosinenmischung wohl Studentenfutter heißt!
Beeren enthalten im Vergleich zum Gewicht weniger Fruchtzucker als zum Beispiel Äpfel oder Birnen. Bei einer Ernährungsumstellung auf Rohkost sollte man behutsam vorgehen (schmerzhafte Blähungen sind möglich) und zunächst Obst und Gemüse gedünstet verzehren, das Verdauungssystem dankt es!

Antioxidantien

Zu Rohkost wie Fenchel, Gurken, Karotten, Möhren, Kohlrabi, Paprika, Radieschen oder Tomaten gehört immer ein fetthaltiger Dip, damit die im Stress besonders wichtigen fettlöslichen Vitamine A, D, E und K im Körper ausreichend aufgenommen werden. Die Vitamine zählen auch zu den sogenannten Antioxidantien. Diese spielen im Entzündungsstoffwechsel eine wichtige Rolle, indem sie überschießende Reaktionen auf zellulärer Ebene abpuffern. Gerade bei Dauerstress wird die körpereigene Abwehr schwach, und es kann zur Aktivierung von im Körper vorhandenen Entzündungsherden mit Autoimmunreaktionen kommen (*silent inflammation*).

Dip für Rohkost
250 g Speisequark
1 EL kaltgepresstes Rapsöl oder Leinöl
½ Löffel Sahnemeerrettich
1 Prise Kräutersalz
ggf. vorhandene Küchenkräuter

Salatsoße mit Rapsöl (1 Portion)
50 g Joghurt
1 EL Sanddornmuttersaft
1 TL Honig
½ TL Senf, ½ TL Meerrettich
1 Prise Pfeffer, 1 Prise Meersalz
1 TL Sojasoße
1 EL Rapsöl

Zu den Antioxidantien gehören auch Vitamin C und viele sogenannte sekundäre Pflanzeninhaltsstoffe. Dazu zählen Pflanzenfarbstoffe wie die polyphenolischen Verbindungen (Flavonoide und Resveratrol) und Carotinoide (zum Beispiel Lycopin in Tomaten, was besonders gut aufgenommen wird, wenn die Tomaten erhitzt wurden). 0

„Bunt" zu essen, also Obst und Gemüse in möglichst verschiedenen Farben, ist bei Stress sinnvoll, vielleicht starten Sie einfach einmal mit der flüssigen Variante, den Smoothies.

Smoothies
1 Handvoll Himbeeren und Mango
½ Banane
1 rote Bete
1 TL Raps-/oder Leinöl
mit 200 ml Mineralwasser oder Kokoswasser pürieren

1 Handvoll Grünkohl ohne Strunk
½ Handvoll Spinat oder grünen Salat
½ Banane, 1 Orange, 1 Kaki
etwas Zitronensaft
1 EL Mandelmus
mit 200 ml Wasser pürieren

Aus naturheilkundlicher Sicht sind des Weiteren beim Stichwort *hangry* Bitterstoffe hilfreich: Artischocken, Chicorée, Endiviensalat, Löwenzahn und Radicchio, um nur einige zu nennen, sind bitterstoffreich. Vor der Hauptmahlzeit verzehrt (Artischocke oder Löwenzahn gegebenenfalls als Presssaft), erleichtern sie nicht nur die Verdauung, sondern verhelfen wieder zu mehr „Bodenhaftung“.
Die Suchworte für Ihre weiterführende Recherche in Sachen Ernährung und Stress lauten „Vollwertkost“ und „mediterrane Küche“.

Orthomolekulare Medizin
Wenn Ernährung allein nicht ausreicht, kommt die orthomolekulare Medizin ins Spiel. Sie beschäftigt sich mit der Wirkung von Mineralstoffen, Spurenelementen, Vitaminen und Fettsäuren auf die Gesundheit.
Üblicherweise werden Blutanalysen durchgeführt, um zu klären, wo Defizite bestehen. Bei (chronischen) Stresszuständen finden sich häufig niedrige Spiegel von Magnesium, Selen und/oder Zink. Darüber hinaus sieht die Naturheilkunde gute Effekte von sogenannten Basenpulvern wie Kaisernatron, Magnesium- oder Calcium carbonat-Verbindungen. Stress wie auch Schmerzen machen sauer, und das nicht nur auf der psychischen Ebene.
Achtung! Wir empfehlen an dieser Stelle dringend eine fachkundige Beratung. Der Markt für orthomolekulare Präparate, häufig als Nahrungsergänzungsmittel, ist für „Otto Normalverbraucher" schier unüberschaubar, und es gibt durchaus Neben- und Wechselwirkungen, die zu beachten sind, gerade wenn Sie andere Medikamente einnehmen oder chronische Erkrankungen haben!

Und was ist mit wegtrinken?

Um es gleich klarzustellen: Alkohol ist zwar ein sehr bedeutendes Lösungsmittel in der Industrie oder im Haushalt, im Stress allerdings ist er wie ein Arzneimittel zu behandeln, und dazu bemerkte schon Paracelsus, der berühmte Schweizer Arzt und Naturphilosoph im 16. Jahrhundert: „Alle Dinge sind Gift, und nichts ist ohne Gift; allein die Dosis machts, dass ein Ding kein Gift sei." Oder in Kurzform: *dosis sola facit venenum* (die Dosis allein macht die Giftigkeit). Das orientalische Sprichwort „Die Leber macht die Nerven" und die Tatsache, dass der genossene Alkohol über die Leber verstoffwechselt wird, münden in die naturheilkundliche Empfehlung „weniger ist mehr".

Nichtsdestotrotz ist Durst ein latenter Stressreiz Man kann ihn vermeiden, indem man ausreichend Wasser (1,5–2 Liter pro Tag) trinkt. Dabei ist es sinnvoll, sich das Trinken zur Gewohnheit zu machen, beispielsweise morgens als erstes ein großes Glas warmes Wasser mit einem Esslöffel (Apfel-)Essig. Das kurbelt die Verdauung an und wirkt damit auch einer Darmträgheit entgegen. Sodann jede Stunde eine Trinkpause. Wenn Ihnen Wasser allein zu langweilig ist, kann es mit einem Spritzer Zitronensaft, einem Minzzweig oder Pfefferminzblättern und in der kalten Jahreszeit mit einer Scheibe geschälter Ingwerwurzel „aufgepeppt" werden. Kokoswasser kann zuckerhaltige Limonaden ersetzen.

Probieren Sie aus, was Ihnen wann am besten bekommt:

- Ist eine **anregende Wirkung** erwünscht, sind grüner oder weißer Tee hilfreich, geht es um das Durchhalten, Mate. Auch Yogi-Tee als Mischung mit den Gewürzen Zimt, Kardamom, Ingwer, Nelken und schwarzem Pfeffer wirkt belebend und nebenbei glättend auf den Zuckerstoffwechsel.
- **Gegen das *hangry*-Gefühl** helfen mit Vanille oder Orange aromatisierte Tees, zum Beispiel auf Basis von Rooibos-Tee. Nehmen Sie einen großen Schluck warmen Tee und behalten ihn einen Augenblick im Mund.
- Die Melisse, auch als Zitronenmelisse bezeichnet, ist ein sehr wohlschmeckender Tee, der bei allen **nervösen Beschwerden** eingesetzt werden kann, wenn es um eine entspannende Wirkung geht, also zum Beispiel, um nach einem stressigen Arbeitstag „herunterzukommen".
- Auch ein aromatischer Tee aus bitterstoffreichen Pflanzen wie Schafgarbentee oder Engelwurztee hilft dabei, durch den Bitterreiz wieder **Bodenhaftung** zu gewinnen (bei akuten Leber-/Gallensteinleiden erst nach Rücksprache mit dem Arzt).

Sie haben bislang den Kaffee vermisst? Wir sagen nur: „Paracelsus".

Soll man Stress weglaufen?

Die erste und einfachste Maßnahme zum Schutz von Psyche und Körper gerade bei Dauerstress ist, wie oben beschrieben, die Bewegung. Wir wissen: Unter Stress werden körperliche Reserven mobilisiert. Es ist wichtig, diese Energien freizusetzen, um nicht im Zustand körperlicher Anspannung zu verharren.

Wenn man vielen Stressreizen ausgesetzt ist, sollte also die regelmäßige Bewegung einen festen Platz im Tagesablauf haben. Empfehlenswert ist moderater Ausdauersport an drei Tagen in der Woche, z. B. (Nordic) Walking, Joggen, Fahrradfahren oder Schwimmen in Kombination mit kurzem täglichen Krafttraining. Neueste Studien legen nahe, dass sogar ein intensives Krafttraining von weniger als fünf Minuten wirksam ist! Dafür benötigt man übrigens nicht unbedingt eine Mucki-Bude, für die Mittagspause reichen zwei volle (Plastik-)Wasserflaschen, im Hotelzimmer kann man den Stuhl zweckentfremden, und das Internet ist voll von Körperübungen mit Haushaltsgegenständen.

Über den Trainingszeitpunkt können Sie Ihre innere Uhr beeinflussen: Morgendliches Training verschiebt die innere Uhr nach vorne, Sie werden also abends früher müde, nachmittägliches/abendliches Training verschiebt sie nach hinten. Das kann hilfreich sein bei Fernreisen und dem damit verbundenen Jetlag.

Wichtig ist, dass Ihnen die sportliche Aktivität Spaß macht. In der Gruppe trainiert es sich leichter, der innere Schweinehund ist einfacher besiegt. Allerdings können aufflammender Ehrgeiz und das sich gegenseitige Hochschaukeln nach dem Motto „schneller, höher, weiter" auch Stress erzeugen. Daher stellen wir an den Schluss des Themas Sport das Konfuzius zugeschriebene Zitat: „Wenn du es eilig hast, gehe langsam. Wenn du es noch eiliger hast, mache einen Umweg." – und ergänzen den Hinweis, dass auch ein achtsamer Spaziergang schon die Grundbedingung Bewegung erfüllt.

Lieber kalt duschen oder warm baden?

Der Wechsel von Temperaturen, von klimatischen Verhältnissen strengt den Körper an und erfordert – ganz im Sinne der biologischen

Stressreaktion – die Anpassung an eine neue Situation. Ein Temperaturunterschied wirkt sich dabei vor allem auf den Kreislauf aus. Deshalb wird der gezielte Wechsel von warm und kalt (Wechselfußbäder oder Sauna) gerne auch als Kreislauftraining genutzt. Dazu müssen die **Kaltreize in Serien** verabfolgt werden, also als Kur zum Beispiel täglich über zwei bis drei Wochen. In schon von sich aus sehr stressigen Zeitphasen ist es demnach nicht so sinnvoll, mit einem solchen Training zu beginnen.

Mit einer **einmaligen Kalt-Anwendung** (im Waschbecken) hingegen kann man eine akute Situation beeinflussen. Hier empfehlen wir den kalten Unterarmguss, der auch als „Espresso der Naturheilkunde" bezeichnet wird:

Kalter Unterarmguss

Kaltes Wasser über die Innenseite der Unterarme laufen lassen: vom Handgelenk in Richtung Ellenbeuge, 5–10 Sekunden je Seite. Mit dem rechten Arm beginnen.

Warme Anwendungen sind angezeigt, wenn Sie sich schlapp und müde fühlen oder starke Muskelverspannungen bestehen. Allerdings gilt es zu beachten, dass auch ein heißes Vollbad eine starke Kreislaufbelastung nach sich zieht. Daher empfehlen wir als Anwendung für jeden Tag das warme Fußbad und den feucht-warmen Leberwickel. Das warme Fußbad am Abend durchwärmt, entspannt und wirkt schlafanstoßend.

Warmes Fußbad

Etwa körperwarmes Wasser mit 1 EL Salz in eine breite Schüssel oder Wanne (in der beide Füße nebeneinander Platz haben) füllen und die Füße ca. 10–15 Minuten baden.

Der feuchtwarme Leberwickel kann entweder nach der Hauptmahlzeit oder abends vor dem Fernseher aufgelegt werden. Er fördert die Durchblutung und damit die Leistungsfähigkeit der Leber, deren Bedeutung Sie in diesem Ratgeber mehrfach begegnen (S. 87, S. 96). Die einfachste Variante des Leberwickels, die sogar auf Reisen möglich ist, geht so:

Leberwickel (einfache Variante)

Ein kleines Handtuch (Geschirrtuch, Herrentaschentuch) in heißem Wasser tränken, auswringen und nicht zu heiß auf den rechten Rippenbogen auflegen. Mit einem großen Tuch (Frotteetuch, Duschtuch) abdecken. Daheim kann man noch eine Wärmflasche darüber platzieren. Anwendungsdauer ca. 15–20 Minuten.

Was fördert guten Schlaf?

„Guter Schlaf ist so wichtig." So heißt es in einer Fernsehwerbung für ein pflanzliches Schlafmittel. Schlaf ist eine elementare Erholungsquelle für unsere Gesundheit. Tief schlafen, durchschlafen sind wichtig, um zu regenerieren. Leider sind Schlafstörungen häufig: Jeder vierte Deutsche findet keinen ruhigen und erholsamen Schlaf. Ein Großteil der Bevölkerung fühlt sich übermüdet. Täglich geschehen Unfälle auf den Straßen aufgrund von Übermüdung des Fahrers. Schlechter Schlaf und Schlaflosigkeit belasten nicht nur die Psyche, sondern begünstigen auch Beschwerden und Krankheiten, z. B. Konzentrationsstörungen, Leistungsschwäche, erhöhte Infektanfälligkeit und Herz-Kreislaufprobleme.
Bei Einschlafschwierigkeiten können Sie vor dem Schlafengehen ein **warmes Fußbad** machen (S. 92) und im Bett das **Atem-Mini** „Atemverlangsamung" ausprobieren.

Atemverlangsamung
Legen Sie sich bequem hin, z. B. auf das Bett, und beobachten zunächst Ihren Atemfluss. Beginnen Sie nun, die Länge der Ein- und Ausatemzüge zu zählen, z. B. Einatmung: 1, 2, 3, Ausatmung: 1, 2, 3.

Haben Sie dies ein Weilchen getan, beginnen Sie langsam, die Ausatmung zu verlängern, in unserem Beispiel z. B. auf 1, 2, 3, 4 (5). Die Länge der Einatmung bleibt dabei unverändert. Achten Sie darauf, dass der Atemfluss leicht und fließend bleibt und Sie nicht das Gefühl von Anstrengung oder Atemnot bekommen.
Durch die Verlangsamung des Ausatmens – dies sollte sich immer leicht und zwanglos anfühlen – wird die Neigung einzuschlafen begünstigt, denn das Einschlafen geschieht während der Ausatmung.

Schlaffördernd wirken auch bestimmte **ätherische Öle**, allen voran Lavendel und Melisse. Lavendelöl kommt bei der Herzauflage zur Anwendung:

Herzauflage
2–3 Tropfen Lavendelöl (2–10 %-ig) auf der Brust in der Herzregion einreiben, ein Geschirrtuch mit kaltem Wasser befeuchten, auswringen, auf DIN A4-Größe falten und auf die Herzregion legen, Dauer 15–20 Minuten. Bei Angina pectoris (Herzenge) vor der Anwendung Rücksprache mit einem Arzt halten!

Das **Fertigarzneimittel** Lasea® enthält das reine ätherische Lavendelöl zur innerlichen Einnahme. Das Mittel wird bei ängstlicher Unruhe, kreisenden Gedanken und Schlafstörungen eingesetzt.

Zubereitungen aus **Melissenöl** (Beratung in der Apotheke) eignen sich besonders gut zur Fußsohlenreflextherapie: Vor dem Zubettgehen die Fußsohlen mit dem Öl einmassieren. In vielen Babyölen gegen Blähungen ist Melissenöl enthalten, es wirkt entkrampfend.

Ein Versuch mit **Johanniskrautöl** (Rotöl) zur Fußsohleneinreibung lohnt sich, wenn depressive Tendenzen bestehen. Allerdings färbt das Öl die Bettwäsche, und Zubereitungen aus Johanniskraut (Hypericum) können Wechselwirkungen mit anderen Medikamenten eingehen (Beratung in der Apotheke vor der Anwendung).

Leiden Sie in Stresszeiten unter Durchschlafstörungen, ist der **feuchtwarme Leberwickel** abends hilfreich (S. 92).

Auch das homöopathische Arzneimittel **Nux vomica D6** kommt in Frage: Vor dem Schlafengehen 5 Globuli einnehmen (S. 50). Sind zusätzlich noch Blutdruckschwankungen mit im Spiel, können Sie abends eine Tasse **Rosmarintee** trinken.

Ist gegen Stress ein Kraut gewachsen?

Im vorigen Kapitel haben Sie mit Lavendel und Melisse schon zwei wichtige Heilpflanzen für Stresssituationen kennengelernt. Im Kapitel „Den Stress wegtrinken“ haben wir die ärger- bzw. stressabbauende Wirkung bitterstoffreicher Tees von Schafgarbe und Engelwurz dargestellt. Hier erfahren Sie nun, dass Bitterstoffe die Ausscheidungsfähigkeit von Leber und Galle anregen. Daraus ergibt sich als Kontraindikation (Gegenanzeige) akute Entzündungen von Leber und/oder Galle und Gallensteinleiden.

Achtung! Auch Heilpflanzen können Nebenwirkungen, Wechselwirkungen mit anderen Arzneimitteln und Gegenanzeigen (Kontraindikationen) haben. Lassen Sie sich zur Anwendung von fachkundigen Therapeuten oder in der Apotheke beraten. Wir empfehlen, pflanzliche Heilmittel grundsätzlich in der Apotheke zu kaufen, da hier Qualität und Sicherheit der Arzneistoffe sichergestellt ist.

Teemischungen

Die traditionelle Pflanzenheilkunde (Phytotherapie), gelegentlich auch als Klostermedizin bezeichnet, nutzt je nach beabsichtigter Wirkung Heilpflanzen als Aufguss (Tee, Umschläge zur äußeren Anwendung), ätherisches Öl oder standardisierten Extrakt (Fertigarzneimittel). Häufig werden Mischungen mehrerer Heilpflanzen verwandt. Die Wirkzuschreibungen beruhen größtenteils auf Erfahrungswissen. Erst in jüngster Zeit beginnt die Wissenschaft, sich mit dieser Thematik zu beschäftigen. Bei den apothekenpflichtigen Fertigarzneimitteln muss für die Zulassung als Arzneimittel wissenschaftliches Erkenntnismaterial beigebracht werden.

Eine **Teemischung** wird in der Regel kurmäßig über 3–4 Wochen, 3 x tgl. 1 Tasse getrunken. Dann eine Einnahmepause von 1–4 Wochen einlegen.

In der Apotheke gibt es fertige Mischungen für Beruhigungstees. Weitere Beispiele für Teemischungen bei Stress und damit einhergehenden Beschwerden sind:

Flora Beruhigungstee I bei nervösen Unruhezuständen, Einschlafstörungen und Appetitlosigkeit

Baldrianwurzel	40 g
Pomeranzenschale	10 g
Hopfenzapfen	20 g
Melissenblätter	15 g
Pfefferminzblätter	15 g

2 TL (10 ml) Teemischung mit einer Tasse siedendem Wasser (etwa 150 ml) übergießen, etwa 10 Minuten bedeckt ziehen lassen und abseihen. 2–3-mal täglich sowie vor dem Schlafengehen eine Tasse frisch zubereiteten Tee trinken.

Tee bei Herzklopfen/erhöhtem Blutdruck
3 Teile Weißdornblüten
2 Teile Mistelkraut
2 Teile Melissenblätter

1 gehäuften TL der Mischung mit 1 großen Tasse kochendem Wasser (150 ml) übergießen, 5 Minuten ziehen lassen, abseihen und 2–3-mal täglich eine Tasse schluckweise trinken.

Ätherische Öle

Neueste wissenschaftliche Untersuchungen bestätigen, dass **ätherische Öle** Ängste und Stress lindern können, allen voran Zitrus-Orangen-Düfte und Lavendel.
Die Apothekerin und Aromaexpertin Gisela Hillert weist auf die Wirkungen folgender weiterer Duftöle auf die Psyche allgemein und Stress im Besonderen hin: Linaloeholz, Rose und Rosengeranie können im Stoffwechsel der Stresshormone regulierend wirken. Vanilleextrakt und Benzoe Siam wirken stimmungsaufhellend und

fördern Gelassenheit. Iris, Bergamotte und Zeder wirken stark beruhigend. Cajeput und Eukalyptus haben eine ausgleichende Wirkung auf das vegetative Nervensystem, daneben sind sie heilsam für die Schleimhäute der Atemwege. Ätherische Öle eignen sich auch gut als Badezusatz bei warmen Bädern zur Entspannung. Es gibt Fertigpräparate (Melissenöl-Bäder), Sie können aber auch einen eigenen Badezusatz kreieren. Dazu benötigen Sie ein Basisöl (Jojoba- oder Mandelöl), dem Sie einige Tropfen Ihrer bevorzugten Duftöle zumischen.

Aroma-Öl-Mischung bei Stress und Angst
50 ml Jojoba-Öl
15 Trpf. ätherisches Lavendelöl (*Lavandula angustifolia*)
5 Trpf. ätherisches Mandarinenöl rot (*Citrus reticulata*)
5 Trpf. ätherisches Zitronenöl (*Citrus limon*)
1 Trpf. ätherisches Bergamotteöl (*Citrus bergamia*)

Öle miteinander mischen und von der Mischung 10–20 Tropfen ins Badewasser geben. Bei Neigung zu allergischen Reaktionen das Bergamotteöl weglassen.

Fertigarzneimittel

Lavendel und Melisse gibt es auch als Fertigarzneimittel, sei es als Monopräparat oder in fixen

Kombinationen. Wir möchten Ihre Aufmerksamkeit noch auf die pflanzlichen Wirkstoffe von Hopfen (*Humulus lupulus*) und Baldrian (*Valeriana officinalis*) bei Einschlafstörungen und auf die Passionsblume (*Passiflora incarnata*) lenken. Passionsblumenextrakte bewähren sich besonders bei nervöser Unruhe und Kreislaufschwäche, wenn das Gefühl besteht, in einer Situation festzustecken, sich nicht befreien zu können. Auch bei Flugangst lohnt ein Versuch.

Von Stresstypen, Stärken und Schwächen

Sie haben schon homöopathische Arzneimittel wie Argentum nitricum (S. 25), Ferrum phosphoricum (S. 46) und Nux vomica (S. 50) kennengelernt und erfahren, dass bei der Verordnung möglichst eine Übereinstimmung zwischen Arzneimittelbild und Patientensymptomatik bestehen sollte.

In der Selbsthilfe beschränkt man sich dabei in der Regel auf wenige sogenannte Leitsymptome, die besonders typisch für Patient und Heilmittel sind, etwa die Neigung zu Abstürzen (Beschwerden aus heiterem Himmel) bei Nux vomica. Im Folgenden möchten wir Ihnen einige weitere häufig angewandte Arzneimittel kurz beschreiben unter dem Aspekt: „Wie verhalte ich mich in Stresssituationen vorwiegend." Wenn Sie sich bei den Stichworten von einem Arzneimittel besonders angesprochen fühlen, können Sie über den Suchbegriff „Arzneimittelbild plus Mittelnamen" im Internet weitere Informationen einholen und sich dann von fachkundigen Therapeuten oder in der Apotheke beraten lassen.

Ich kämpfe eher

Arzneimittel	Stärken	Schwachstellen bei Stress
Belladonna	extrovertiert	Kopfschmerz, hoher Blutdruck
Rhus toxicodendron	willig, fleißig trotz Schmerzen	Rückenschmerz mit Bewegungszwang, vergesslich nach dem Essen, Ruhelosigkeit abends

Ich vermeide eher

Arzneimittel	Stärken	Schwachstellen bei Stress
Sepia	Marathon	entfremdet der Arbeit, den Kollegen, der Familie, Burnout gefährdet
Silicea	zielorientiert, ordnungsliebend	ungern im Mittelpunkt, eigensinnig

Ich bin wie schockgefrostet

Arzneimittel	Stärken	Schwachstellen bei Stress
Chamomilla	spitzbübisch, offen	Wutausbrüche, wirft Dinge durch die Gegend, aggressiv und gleichzeitig körperlich steif, unbeweglich, Magenbeschwerden

Lilium tigrinum	offen für spirituelle Techniken (Meditation)	überaktiv im Wechsel mit Stumpfsinn, Trägheit, keine Ausdauer, Flug-/ Höhenangst, klimakterische Beschwerden
Veratrum album	gute Auffassungsgabe, ehrgeizig	Mangel an Respekt, Durchfall, Kreislaufkollaps

Ich neige zu Übersprungshandlungen

Arzneimittel	**Stärken**	**Schwachstellen bei Stress**
Ignatia	großes Gerechtigkeitsgefühl	unangemessenes Verhalten, Krämpfe (Lachen, Weinen), Engegefühl am Hals
Kalium bromatum	Verlangen nach Beschäftigung, etabliert Hierarchien gegen Widerstände	Schlafstörungen, Zähneknirschen, Fehler beim Schreiben und Sprechen, *restless legs*
Kalium carbonicum	gut in Routinearbeiten, ehrlich, aufrichtig	eigensinnig, Furcht in engen Räumen, Schlafwandeln, stampft mit den Füßen auf, unwillkürliche Bewegung von Kopf und Gliedern

Ich rufe nach Hilfe

Arzneimittel	Stärken	Schwachstellen bei Stress
Natrium muriaticum (chloratum)	verbindlich unverbindlich, sehr strukturiert	Zurückkommen auf alte Kränkungen, Hautleiden (Herpes)
Pulsatilla	Teambuilding, gemeinschaftsorientiert	ablenkbar, weinerlich, Infekte
Sulfur	ideenreich, philosophisch	unordentlich, maßlos (zuckersüchtig), Hautleiden (Akne, Ekzeme)

Einnahmeempfehlungen

Zur Selbsthilfe ist die Potenzstufe D12 gut geeignet: 2 x tgl. 3 Globuli über 3 Wochen, dann eine Einnahmepause von 1 Woche. Hat sich schon vor Tag 21 eine Besserung eingestellt, Einnahme beenden und abwarten, ansonsten erneut 3 Wochen Einnahme: 2 x tgl. 3 Globuli mit folgender Pause wie beim ersten Zyklus.

Ordnung ist das halbe Leben

Bis hierher haben wir Ihnen viele Werkzeuge zum Stressmanagement mitgegeben. Jetzt soll es darum gehen, diese Werkzeuge sinnvoll zu ordnen, damit sie jederzeit schnell verfügbar sind. Die „Ordnungstherapie“ findet sich bereits in der antiken *diaita*, der Kunst der rechten Lebensführung. Den Begriff selber prägte der Schweizer Arzt Maximilian Oskar Bircher-Benner (1867–1939), den Sie vielleicht vom Bircher-Müsli her kennen. Er verwendete ihn als Oberbegriff für neun Ordnungsgesetze des Lebens. Für den Umgang mit Stress ist vor allem das achte Ordnungsgesetz, das des Lebensrhythmus', von Bedeutung.

Den Tag strukturieren

Eine allgemeine Empfehlung der Ordnungstherapie lautet, einseitige lange Belastungen zu vermeiden (z. B. langes Sitzen am Schreibtisch). Insbesondere in der Zeit vor besonderen Anforderungen ist es sinnvoll, den Alltag in Arbeits-/Lern-, Essens-, Bewegungs- und Entspannungsphasen aufzuteilen und dazwischen jeweils Zeitpuffer einzubauen.

Wir können gar nicht genug betonen, dass zu einer angemessenen Struktur regelmäßige Pausen gehören, die stündliche Trinkpause, feste Zeiten für Mahlzeiten genauso wie für regelmäßige Bewegungseinheiten.
Ein kurzes Nickerchen (*Powernapping*) in der Pufferzeit steigert die Leistungsfähigkeit. Hilfreich ist hier die Übung zur Atemverlangsamung (S. 93). Halten die Belastungsphasen über mehrere Wochen an, ist es einerseits sinnvoll, ganz bewusst regenerative Aktivitäten (Sauna, Dampfbad) und bewusste Entspannung oder Unterhaltung einzuplanen, andererseits aber alle potenziell stresserzeugenden Aktivitäten zu reduzieren.

Faustregel: Je größer der Stress, desto mehr Beschränkung auf die (lebens-)wichtigen Rhythmen: Essen nach der Uhr, Bewegen nach der Uhr und Ruhen/Schlafen nach der Uhr.

Gewohnheiten und Rituale pflegen

Grundsätzlich wirken Gewohnheiten und Rituale stabilisierend und stressmindernd: Bekanntes und Gewohntes entspannen und beruhigen, Neues kann verunsichern und irritieren.

Vertraute Rituale sind eigentlich immer wohltuend: Morgens das Müsli mit Banane und Apfel frühstücken, dann in der Zeitung lesen, abends vor dem Zubettgehen noch eine Runde um den Block gehen oder zumindest zehn Atemzüge vor dem geöffneten Fenster machen.

Ähnliches gilt für Zeitverschiebungen (Sommer-, Winterzeit, Jetlag): Der Körper hat einen Biorhythmus, der sich langsam umstellen muss. Dies braucht einerseits Zeit und Ruhe, andererseits Impulse für die innere Uhr. Hier sind zwei Maßnahmen hilfreich:

- Halten Sie sich möglichst lange pro Tag (vorrangig am Nachmittag) im Freien im Licht auf, allerdings nicht unbedingt in der Sonne.
- Pflegen Sie bei Fernreisen intensive soziale Kontakte am Zielort, am besten nachmittags, um die Zeitumstellung zu bewältigen.

Aufräumen

Ordnung, Struktur, Gewohnheiten, Rhythmus und Regelmäßigkeit und sicherlich auch eine gewisse Disziplin sind hervorragende Instrumente für den Umgang mit Stress.

Bei einem Vortrag der Autorin an einer Schule über „Stressmanagement" antwortete eine Oberstufenschülerin auf die Frage, was sie am meisten stresst: „Mein eigenes Chaos." Welch ehrliche Antwort und wie wahr, denn die innere *to-do*-Liste in Sachen Ordnung, die immer länger wird, wiederherzustellen, ist ein anhaltender Stressor! Aufräumen, ausmisten, wegwerfen schaffen eine äußere Ordnung, die nach innen ausstrahlt, und – Hand aufs Herz – die Genies, die dem Sprichwort nach das Chaos überblicken, sind doch eher rar gesät. Staubsaugen, Fenster putzen oder Bügeln sind, nebenbei bemerkt, auch Bewegungseinheiten, die stressabbauend wirken.

Raus aus dem Dunkeln

Viele von uns verbringen zu wenig Zeit im Tageslicht. Tageslicht ist ein wichtiger Stimmungsheber, wichtig für unseren Stoffwechsel, z. B. für den Knochenstoffwechsel (Vitamin D-Produktion) und für unsere gesamte Gesundheit. Gerade wer den ganzen Tag bei künstlichem Licht in einem Büro sitzt, sollte sich darum bemühen, einmal am Tag bei Sonnenlicht einen halbstündigen Spaziergang zu machen. Im Winter kann auch eine Höhensonne sinnvoll sein.

Und wenn ich all das vergesse?
Bekanntlich ist man im Stress quasi im Tunnel – und hat auch den Tunnelblick. Dann fällt einem manchmal nicht mehr ein, was einem guttut, auch die ganz kleinen Aktivitäten. Unser Tipp: Schreiben Sie alles, aber auch alles, was Ihnen hilft (Sie erinnern sich? Die Ressourcenjoker!), auf Zettel (post-its) – und heften Sie diese an den Kühlschrank oder einen anderen markanten Platz. Wenn Sie dann „im Stress" sind, brauchen Sie die Liste nur nach und nach durchzugehen und umzusetzen.

Gibt's da kein Patent-Rezept?

Sie haben wahrscheinlich schon erkannt, dass das naturheilkundliche Stressmanagement auf jeden Menschen sehr individuell zugeschnitten wird. Und wenn Sie alle Tipps dieses Ratgebers anwenden, brauchen Sie sich eigentlich sonst nichts mehr vorzunehmen. Versuchen wir daher an dieser Stelle einmal, aus den Tipps diejenigen herauszufiltern, die sich ohne viel Aufwand in den Alltag einbauen lassen. Außerdem möchten wir Ihnen für diese Anwendungen jeweils den besten Zeitpunkt zur Anwendung mitgeben. Gehen wir also gemeinsam mit naturheilkundlicher Unterstützung durch einen stressigen Tag:

Ordnung im Tageslauf

- Morgens nach dem Schuheanziehen: 10 Kniebeugen
- Vor dem Frühstück: Selen (50 µg) und ein großes Glas lauwarmes Wasser mit einem Esslöffel Apfelessig
- Zum Frühstück: grüner Tee
- In den Weg zur Arbeit Bewegung einbauen.
- Vormittags: regelmäßige Trinkpausen
- Nach dem Mittagessen: entweder ein Spaziergang oder ein Powernap
- Nachmittags: wieder regelmäßige Trinkpausen
- Gegen 17 Uhr: ein Magnesium-Präparat (300 mg)
- Auf dem Nachhauseweg: eine kleine Bewegungseinheit
- Abends nach dem Schuheausziehen: 10 Kniebeugen
- Zum „Runterkommen": eine Tasse Melissentee
- Vor dem Schlafengehen: ein warmes Fußbad, ein Basenpulver in Wasser aufgelöst und ein Zink-Präparat (3–6 mg)

Fazit

Stress gehört zum Leben. Zu einem vollen, bewegten, bunten, sich verändernden, modernen Leben. Und zwar eine ganze Menge Stress.
Aber wir sind diesem Stress nicht hilflos und ohnmächtig ausgeliefert. Im Gegenteil: Wir können lernen, mit dem Stress umzugehen, ihn zu „managen". Denn allein unsere Bewertung entscheidet, ob die Stressreaktion willkommen ist oder krank macht. Und wir entscheiden, ob wir bereit sind, die notwendige Änderung des Gewohnten vorzunehmen, bewusst nein, aber auch ja zu sagen, Pausen zu machen und das eigene Leben zu strukturieren. Achtsamkeit, Atmung und Bewegung sind starke Werkzeuge, um akute Stressreaktionen zu unterbrechen. Ordnungstherapie ist das Zauberwort für chronische Stressbelastung. Und grundsätzlich gilt: Alle Maßnahmen sind besonders wirksam, die Freude bereiten.
Wir hoffen, Ihren Werkzeugkasten in Sachen Stressmanagement ein wenig gefüllt zu haben, damit der Wunsch „Kein Stress!" tatsächlich in die Tat umgesetzt werden kann.

Literatur

Aaron Antonovsky: Salutogenese. Zur Entmystifizierung der Gesundheit. Tübingen 1997

Max Bircher-Benner: Ordnungsgesetze des Lebens. Braunwald: Bircher-Benner 2014

Sigrid Bosmann, Anna Paul: Vegetarisch vollwertig kochen – Leichte und genussvolle Gerichte. Essen 2021

Michael Elies: Stark, gelassen, stabil – Naturheilkunde für das Immunsystem. Essen 2021

Michael Elies, Annette Kerckhoff: Naturheilkunde im Büro. Mit zahlreichen Tipps für das Home-Office. Essen 2022

Michael Elies, Annette Kerckhoff: Schlafstörungen – Selbsthilfe und Schlaftypen. Essen 2020

Sylvia Fisch, Michael Teut: Hypnostressbewältigung. Das hypnotherapeutische Gruppenprogramm. Stuttgart 2021

Gisela Hillert: Ätherische Öle – Duftende Begleiter für Gesundheit und Wohlbefinden. Essen 2018

Jon Kabat-Zinn: Die heilende Kraft der Achtsamkeit. Freiamt 2004

Annette Kerckhoff: Tee zum Heilen und Genießen. Essen 2018

Romy Lauche, Holger Cramer, Thomas Rampp: Nackenschmerzen – Naturheilkunde und Selbsthilfe. Essen 2019

Anna Paul, Annette Kerckhoff: Bewusst atmen, besser leben – Übungen für mehr Energie und Gelassenheit. Essen 2020
Friedl Weber: Ohne Druck durch's Jahr. Eigenverlag 2016. Erhältlich unter: elfriedeweber.de/index.php/funfunfun-verlag.html

Die Autorin

Dr. Annette Kerckhoff, BSc Komplementärmedizin und European Master of Health Promotion ist seit fast drei Jahrzehnten auf die laienverständliche Vermittlung von Gesundheitswissen und Selbsthilfemaßnahmen spezialisiert. Sie hat zahlreiche Ratgeber und Patienteninformationen geschrieben und über die Pionierinnen der Naturheilkunde geforscht. An der DHGS (Deutsche Hochschule für Gesundheit und Sport) baut sie den Studiengang Medizinpädagogik auf.

Der Autor

Dr. Michael Elies, bis Ende 2019 mit eigener Praxis als Facharzt für Allgemeinmedizin, Naturheilverfahren, Akupunktur und Homöopathie, ist seit vielen Jahren Mitglied des Vorstandes und beratender Arzt von Natur und Medizin. Er war von 1989–2019 Lehrbeauftragter für Geschichte und Entwicklung der Homöopathie an der Heinrich-Heine-Universität Düsseldorf und langjähriger Dozent der Deutschen Ärztegesellschaft für Akupunktur, von der er 1989 den Dr. Bachmann-Preis erhielt. Dr. Elies ist seit 1991 Mitglied der Arzneimittelkommission D beim BfArM (früher BGA) Bonn. Er ist Autor zahlreicher Fachbücher und Ratgeber.

Die Buchreihe *Was tun bei ...* im KVC Verlag

Alkoholabhängigkeit
Bluthochdruck
Colitis ulcerosa und Morbus Crohn
Demenz
Depression
Diagnose Krebs
Endometriose
Grauer Star und Altersweitsichtigkeit
Grippe und Infekte
Heilfasten
Heuschnupfen
Husten
Kopfschmerzen von Kindern
Krebs und therapiebedingte Nebenwirkungen
Mittelohrentzündung
Nackenschmerzen
Nagelpilz
Nasennebenhöhlenentzündung
Osteoporose
Parkinson
Post-COVID
Prüfungsangst
Raucherentwöhnung
Rheuma
Schlafstörungen
Schlaganfall
Schmerzen
Trauer und Verlust
Trockene Augen
Wechseljahresbeschwerden
Wundheilung nach Operationen

NATUR UND MEDIZIN e. V. – Eine starke Gemeinschaft

Ob Pflanzenheilkunde, Homöopathie oder Blutegeltherapie – die Komplementärmedizin ist sehr vielseitig.

NATUR UND MEDIZIN und seine Mitglieder unterstützen die Carstens-Stiftung in ihrem Auftrag, die Naturheilkunde und Homöopathie wissenschaftlich zu erforschen. Das Ziel ist eine integrative Medizin, in der moderne Erkenntnisse und traditionelles Wissen, Hochschulmedizin und Naturheilkunde keine Gegensätze, sondern gleichberechtige Akteure sind.

Der Auftrag von NATUR UND MEDIZIN ist es, die Bevölkerung fundiert über Nutzen und Anwendung von Naturheilkunde und Homöopathie zu informieren, so dass immer mehr Menschen davon profitieren können. Ein exklusives Ratgeberangebot nur für Mitglieder und Bücher aus dem eigenen Verlag liefern ausführliche Informationen.

Helfen Sie mit, Naturheilkunde und Homöopathie zu fördern und zu erhalten!
Mit Ihren Mitgliedsbeiträgen, Buchkäufen und Spenden finanziert NATUR UND MEDIZIN wichtige Forschungsprojekte, bezieht Stellung und berät Patienten unabhängig.
Werden Sie Mitglied, spenden Sie für die Komplementärmedizin, empfehlen Sie uns weiter!

www.naturundmedizin.de | www.kvc-verlag.de | www.carstens-stiftung.de